Renate Schmied

Rauchfrei und entspannt mit Mentaltraining

Der angenehme Weg der Raucherentwöhnung

Autorin: Renate Schmied

Verlag: Buchschmiede von Dataform Media GmbH, Wiens

ISBN:

978-3-99084-785-5(Paperback)
978-3-99084-786-2(Hardcover)
978-3-99084-787-9(e-Book)

Printed in Austria

Haftungsausschluss

Dieses Buch basiert auf Erfahrungen und Erkenntnissen der Autorin, sowie auf Inhalten aus von ihr absolvierten Lehrgängen Burnout- und Stressprävention und Mental- und Bewusstseinstraining. Weiters sind Informationen aus empfehlenswerten Büchern eingeflossen. Die Inhalte sind mit größter Sorgfalt erstellt. Die Autorin gibt keinerlei Versprechen ab. Die hier beschriebenen Methoden können keinen medizinischen Rat oder medizinische Behandlung ersetzen. Die Anwendung erfolgt in Eigenverantwortung. Vor allen Dingen darf während des Mentaltrainings kein Auto gelenkt oder Maschinen bedient werden. Die Autorin und der Verlag übernehmen keinerlei Haftung oder Verantwortung für Nachteile oder Schäden, die aus den im Buch gegebenen Hinweisen resultieren. Die Anwendung der hier beschriebenen Methoden kann zu Verbesserungen im gesundheitlichen und finanziellen Bereich führen.

Inhaltsverzeichnis

Meine Vision

Meine Vision ist, Mentaltraining für die Raucherentwöhnung bekanntzumachen. Es ist eine sehr wirksame und günstige Methode, die jeder lernen und auch in anderen Lebensbereichen anwenden kann.

Beim Mentaltraining arbeitet man auf vier Ebenen: dem Denken, den Emotionen, dem Verhalten und dem Körper.

Gedanken bewirken Reaktionen im Körper, direkt spürbar bei der Atmung und bei der Muskelspannung. Gedanken können uns schwächen oder stärken. Zu viel Grübeln kann in die Depression führen.

Ein Kernsatz im Mentaltraining lautet:

Die Energie folgt der Aufmerksamkeit.

Das, worauf ich meine Gedanken richte, wird gestärkt. Wenn ich mich immer nur mit Problemen beschäftige, werden die Probleme gestärkt.

Wenn ich mich auf die Lösungen fokussiere, werden die Lösungen leichter erfolgen.

Marc Twain sagte auf dem Sterbebett: „Ich hatte mein ganzes Leben viele Probleme und Sorgen. Doch die meisten von ihnen sind niemals eingetreten."

Und auch wenn sie eintreten, liegt es in meiner Verantwortung, wie ich darauf reagiere.

Viktor Frankl, der berühmte Wiener Psychiater, Begründer der Logotherapie und Existenzanalyse, war im Konzentrationslager.

Er ließ sich davon nicht brechen und schrieb von der „Trotzmacht des Geistes“. Mit dem Geist, dem Denken, kann der Mensch bestimmen, wie er mit Problemen umgeht.

Sie müssen sich das Rauchen von sich selbst nicht gefallen lassen. Sie können mental neues Verhalten trainieren.

Auch der Dalai Lama spricht von der Bedeutung des Geistes für das Glück.

Es kommt immer auf die eigene Einstellung und auf das Denken an.

Auch in der christlichen Religion heißt es: Der Glaube kann Berge versetzen.

Die Hirnforschung hat herausgefunden, dass Gedanken die Struktur des Gehirns verändern, und das bis ins hohe Alter.

Jeder Gedanke, jede Vorstellung – ob positiv oder negativ - hat einen Einfluss auf Ihr seelisches und körperliches Befinden.

Ich empfehle Ihnen, regelmäßig mental mit Visualisierungen – Zielbildern und Zielfilmen - zu trainieren, wenn Sie das Ziel rauchfrei erreichen möchten. So stärken Sie neuronale Muster im Gehirn und erleichtern die Raucherentwöhnung.

Das Gehirn kann nicht unterscheiden, ob etwas in der realen Welt passiert oder ob es sich um Vorstellungsbilder handelt.

Ein Beispiel? Denken Sie bitte nicht an einen blauen Elefanten.

Nun, haben Sie den blauen Elefanten im Geist gesehen? Das Gehirn setzt die Worte „blauer Elefant“ direkt als Bild um – und ignoriert das „nicht“. Entwickeln Sie Zielbilder von dem, was Sie haben wollen, genauso wie Sie es möchten, wie es optimal für Sie ist – und liefern Sie Ihrem Unterbewusstsein keine Worte von dem, was Sie nicht möchten.

Kein Wunder also, dass man nach einem lustigen Film entspannt und gut drauf ist, und bei einem traurigen Film die Tränen kullern.

Die Macht der geistigen Bilder ist großartig. Antje Heimsoeth berichtet in ihrem Buch „Mentale Stärke“ von der Extremsportlerin Anne-Marie Flammersfeld. Sie ist eine der schnellsten Frauen der Welt und arbeitete, als ihr bei einem Lauf durch die Sahara zu heiß wurde, mental mit Bildern eines Schneesturms. Sie fühlte den Schnee auf ihrer Haut, schmeckte ihn auf der Zunge und hörte ihn in ihren Ohren brausen. Mit Erfolg. Sie gewann 2012 als erste deutsche Frau den Ultralauf.

Sie denken: Ich möchte keinen Marathon gewinnen, sondern mir nur das Rauchen abgewöhnen?

Auch bei diesem Vorhaben können Sie die Macht der geistigen Bilder nutzen.

Sie entscheiden, wie die Zukunft aussieht. Sie sind der Regisseur oder Pilot Ihres Lebens. Wählen Sie das Bild, das Ihnen besser gefällt. Wie Sie genau vorgehen, erfahren Sie in den späteren Kapiteln.

Meine Vision ist, dass dieses Buch und Mentaltraining vielen Menschen dabei hilft, rauchfrei zu werden.

Sie können Mentaltraining in verschiedenen Bereichen erfolgreich anwenden: für gute Gedanken und seelische Gesundheit, um sich zu motivieren und Ihre Ziele zu erreichen, um sich auf Herausforderungen wie Prüfungen oder Reden gut vorzubereiten, um sich zu entspannen, um sich neue Gewohnheiten einzuprägen, für Ihr Selbstwertgefühl und um mit Stress besser klar zu kommen. Und das alles ist natürlich auch für Ihre körperliche Gesundheit von Vorteil.

Regelmäßiges Training ist erforderlich. Aber ohne Training hat noch kein Marathonläufer einen Lauf und noch kein Schiläufer einen Slalom gewonnen.

Drei Wochen mentales Training in der Umgewöhnungsphase sind im Falle der Raucherentwöhnung meistens – wie ich aus eigener Erfahrung weiß - ausreichend! Wenn nur jedes Training so angenehm und entspannend wäre ...

So war's bei mir: Endlich rauchfrei mit Mentaltraining

Der Beginn meiner Raucherkarriere war abenteuerlich. Wir Kinder in einem Dorf im Weinviertel hatten beschlossen, mit dem Rad in die Nachbarortschaft zu fahren und im Gasthaus Zigaretten zu kaufen.

In der Au haben wir sie dann geraucht. Ich kann mich noch gut erinnern, dass mir dabei schwindlig geworden ist.

Es war ein erster Ausflug in die verbotene Welt der Erwachsenen.

In der Pubertät war ich lange gegen das Rauchen eingestellt. Meine Schwestern haben geraucht, und ich wollte auf keinen Fall anfangen, soviel war klar.

Als ich circa 17 Jahre alt war, ist meine beste Freundin dann mit Zigaretten gekommen, hat geraucht und mir eine angeboten. Ihre Freundschaft war mir natürlich sehr wichtig. Ich habe keinen Augenblick gezögert und mir einen Glimmstängel angezündet. Mir wurde wieder schwindlig. Ich ließ es mir nicht anmerken. Ich wollte ja erwachsen sein, so sein wie sie.

Ich habe mich dann schnell an die Zigaretten gewöhnt. Sie gehörten so selbstverständlich dazu wie die Rauchpausen am Schülerinnen-Clo. In der höheren Schule hat eine gute Freundin in der Früh am Bahnhof auf mich gewartet, und wir sind gemeinsam rauchend zur Schule gegangen. Und nach dem Unterricht dann rauchend ins Café oder zum Bahnhof zurück. Das war unsere Freiheit. Ich habe diese Freiheit für mich irgendwann als Unfreiheit entlarvt.

Meine ersten Arbeitserfahrungen im Büro nach der Matura waren immer von Zigaretten begleitet. Damals – 1979 – gab es noch keinen Nichtraucherschutz.

Es war für mich völlig normal, als ich in den 80erJahren mit einer Kollegin in einem Büro saß und sie mit gut zwanzig Zigaretten am Tag einnebelte. Die anderen zwanzig rauchte ich vor und nach der Arbeit. Natürlich war sie für mich das Feindbild, wenn sie sich als Nichtraucherin darüber beschwerte.

Heute, in Zeiten des Nichtraucherschutzes, sehe ich das natürlich anders.

Und ich konnte mir damals auch gar nicht vorstellen, wie ich ohne die vierzig Zigaretten pro Tag auskommen sollte. Ich hatte das Gefühl, nie aufhören zu können.

Ich erinnere mich, dass ich öfters krank war und Bronchitis hatte. Es gab Situationen, in denen Ärzte mit abwertenden Bemerkungen auf meine Nikotinsucht reagiert haben. Irgendeinen Hinweis, wie ich mit dem Rauchen aufhören oder wo ich Hilfe finden könnte, gaben Sie mir nicht.

Nach vielen Jahren exzessiven Rauchens habe ich mich körperlich nicht mehr wohlgefühlt. Ich spürte den vielen Rauch wie ein dumpfes Gefühl in meinem Körper, und ich hatte Angst, davon krank zu werden.

Ich versuchte, die Zigaretten zu reduzieren und nahm mir weniger davon in die Arbeit mit. Damals arbeitete ich im Büro eines Stahlbaubetriebes, und es war mir dann doch peinlich, immer in die Werkshalle gehen zu müssen und bei den Arbeitern Zigaretten zu schnorren. Die Absicht, weniger zu rauchen, hatte also nicht gefruchtet.

Ich hatte keine Ahnung, wie ich es schaffen sollte aufzuhören.

Das änderte sich dann durch eine Fernsehsendung, in der Joki Kirschner über das Buch „Die Macht Ihres Unterbewusstseins“ von Joseph

Murphy sprach. Ich kaufte mir den Bestseller - allein in der deutschsprachigen Ausgabe wurde er 2,5 Millionen Mal verkauft - und war fasziniert, dass es Möglichkeiten gibt, das Unterbewusstsein zu beeinflussen.

Die berühmte und leider bereits verstorbene Querdenkerin, Trainerin und Autorin Vera F. Birkenbihl hat in der Ausgabe von 2005 das Vorwort geschrieben. Sie bestätigt, dass viele von Murphy's Aussagen, die manche Fachleute früher als Wunschdenken abtun wollten, eindeutig bestätigt wurden. Der Effekt der „selbst erfüllenden Prophezeiung" wurde von Forschungsinstituten, wie z.B. der Harvard University, eindeutig nachgewiesen.

Die verbreitete Meinung, positives Denken wäre gefährlich, wertet sie als Angriff, den wir ernst nehmen müssen und schreibt dazu:

„Die Psychologen haben schon immer gegen Ansätze gewettert, die dem Einzelnen die Macht geben, sein Leben zu gestalten." Und: „Wenn Sie „nur" daran leiden, dass Sie sich zu oft in negativen Gedanken wiederfinden, welche, wie die Wissenschaft inzwischen eindeutig belegt hat, zu gewissen Stresshormonausschüttungen führen, die den Teufelskreis dann erst so richtig zum Laufen bringen, und wenn Sie dagegen etwas unternehmen wollen, dann liegt das sehr wohl in Ihrer Macht. Da brauchen Sie keinen Psychotherapeuten, der Ihnen hilft, Ihr Leben in den Griff zu bekommen, auch wenn die Kritiker dies vorschlagen (weil sie zufälligerweise Therapeuten sind)!"

Und sie schlägt vor, diese Autoren zu lesen und sich selbst ein Bild zu machen.

Ich wandte die in Murphy's Buch beschriebene „Filmmethode" an, nahm mir täglich Zeit für Entspannung und zog mich für eine halbe Stunde ins Schlafzimmer zurück. Ich stellte mir dabei mein Leben als Nichtraucherin in den schönsten Farben vor.

Ich visualisierte es, als wäre es schon Wirklichkeit, stellte mir vor wie wohl ich mich fühle, wie ich mich verhalte und wie mich die anderen beglückwünschen, dass ich nicht mehr rauche. Ich stellte mir auch vor, wie sehr ich mich freue, dass ich nicht mehr rauche.

So habe ich mein Unterbewusstsein auf „Nichtrauchen“ programmiert.

Mir haben diese Zeiten der Ruhe und des Einstimmens auf mein positives Ziel sehr gut getan. Ich fühlte mich durch das Mentaltraining gestärkt, war entspannter als früher. Stress machte mir nicht so viel aus. Und ich freute mich richtig aufs Aufhören!

Mein Termin für das Aufhören, mein Freudentag, war ein 1. Jänner.

Und alles lief genauso ab, wie ich es mir vorgestellt hatte. Ich freute mich, endlich Nichtraucherin zu sein! Jedes Mal wenn ich jemanden mit einer Zigarette sah, sagte ich mir innerlich meine Affirmation „Gottseidank muss ich nicht mehr rauchen.“ Und ich meinte es auch so, bedauerte innerlich alle, die noch rauchten.

Ich habe meinen Entschluss nie bereut!

Aber ich habe auch gewusst: Wenn ich eine einzige Zigarette rauche, dann steigert sich mein Rauchkonsum innerhalb kürzester Zeit wieder auf mein gewohntes Pensum von vierzig Zigaretten. Ich war also achtsam, diese eine Zigarette nicht zu rauchen.

Als ich vor einigen Jahren in einer sehr stressigen Lebensphase auf der Suche nach einer interessanten Weiterbildung war, stieß ich auf den Kurs „Mental- und Bewusstseinstraining“ beim Berufsförderungsinstitut Wien.

Ich erinnerte mich an meine positiven Erfahrungen bei der Raucherentwöhnung mit Mentaltraining und habe den Kurs mit Begeisterung absolviert.

Immer wieder erzählen mir Menschen, dass sie es nicht schaffen, mit dem Rauchen aufzuhören.

Ich bin schockiert, dass viele Menschen vom Rauchen krank werden und sogar daran sterben.

Es macht mich traurig, dass es in der Diskussion um das Rauchen meistens nur um Warnungen und Verbote geht, und so selten um Hilfe beim Aufhören.

Die Warnungen auf den Zigarettenpackungen machen vor allem Angst und bieten keine Hilfe. Würden sie funktionieren, gäbe es schon lange keine Raucher mehr.

Im Gegenteil. Seit dem Umsetzen der EU-Verordnung mit Schock-Bildern sind die Umsätze sogar gestiegen.

Leistungssportler wie Tennisspieler, Schifahrer, Fußballspieler, Golfer, Reiter – um nur einige zu nennen - nutzen Mentaltraining schon seit Jahren.

Liebe Leserin, lieber Leser, warum sollten Sie Mentaltraining nicht auch nutzen? Es ist ein angenehmer Weg, das Ziel des Nichtrauchens zu erreichen. Und warum sollten Sie diesen Weg nicht gehen?

Ich begleite Sie gerne als Ihre persönliche Buch-Mentorin auf Ihrer Reise ins Nichtraucherleben.

Wenn ich das geschafft habe, schaffen Sie das auch.

Sind Sie dabei? Auf den nächsten Seiten finden Sie Ihre Reiseunterlagen für Ihren Weg in ein rauchfreies und entspanntes Leben.

Selbst eine Reise von 1000 Meilen

beginnt mit dem ersten Schritt.

Laotse

Was ist eigentlich Mentaltraining?

„Mentaltraining im engeren Sinn ist das gedankliche Durchspielen von Verhaltensweisen.“ (Definition nach Claudia Bender und Michael Draksal, Autoren des Lexikons der Mentaltechniken).

Beim Mentaltraining im weiteren Sinn geht es um den bewussten Umgang mit unserer Wahrnehmung, unserem Denken, unserem Verhalten, unserem Gedächtnis – und natürlich auch mit unseren Gefühlen.

Mentaltraining ist am ehesten aus dem Sport bekannt. Das Training findet zusätzlich zum körperlichen Training auch im Geist statt.

Der Slalomläufer stellt sich zum Beispiel im entspannten Zustand im Geiste vor, wie er den Abhang hinunterfährt, jeden Schwung genau richtig ansetzt und die Tore auf die bestmögliche Art umfährt. Bevor er mental trainiert, trainiert er körperlich. Er schaut sich den Abhang genau an, fährt den Slalom so oft wie möglich, bis er die ganze Strecke intus hat.

Die Medizinerin Dr. Sabine Schonert-Hirz, eine bekannte Stress-Expertin, Autorin des Buches „Energy. Alles können. Alles wollen. Alles schaffen.“, empfiehlt ebenfalls Mentaltraining und schreibt darüber (S 111):

„Man konnte nachweisen, dass es bei diesem gedanklichen Training zu einem Übungseffekt auf neuronaler Ebene kommt. Die Gehirnrinde arbeitet auch beim gedanklichen Tun in den entsprechenden Bezirken. Verhaltensweisen werden gelernt und deren nervliche Abläufe „eingeschliffen". Das mentale Lernen wird noch verstärkt, wenn die Vorstellung positiver Erfahrungen (Applaus des Publikums, eigener Stolz, gutes Körpergefühl hinzukommt."

Applaus des Publikums ist ein schönes Beispiel für die Vorbereitung auf eine Rede.

Bei der Raucherentwöhnung kann mit dem Zielbild der Bewunderung der anderen und der Vorstellung von Zielgefühlen wie Freude, Stolz, Erleichterung wirksam mental trainiert werden.

Das heißt nun nicht, dass wir die Anerkennung der anderen brauchen oder darauf hinarbeiten. Nein. Es geht nur darum, die inneren Bilder noch realistischer zu gestalten. Und ich denke, auch Sie werden sich freuen, wenn Ihre Freunde und Kollegen Ihnen Bewunderung zollen und sagen: „Das finde ich aber toll, dass Du es geschafft hast".

Die Rauchersituationen sind wie die Tore im Slalom. Sie möchten sie möglichst gut meistern, und zwar ohne Zigarette.

Voraussetzung dafür ist, dass Sie wissen, wie die Strecke beschaffen ist. Welche Tore haben Sie zu umfahren? Wo ist es eisig? Wo sind die Fallen, wo man leicht von der Strecke abkommt und im Graben landet? Was müssen Sie beachten? Welches Material brauchen Sie, um den Hang zu bewältigen?

Beim Mentaltraining ersetzen Sie alte Glaubens-, Denk-, Gefühls- und Wahrnehmungsmuster, Erwartungen und Überzeugungen durch neue positive Programmierungen.

Sie verankern die neuen förderlichen Gedanken, Emotionen und Verhaltensweisen mit emotionsgeladenen Affirmationen (positive Selbstgespräche) und Visualisierungen (innere Bilder) im Unterbewusstsein.

Bewusstsein und Unterbewusstsein unterscheiden

Der bewusste Geist ist die Gehirnfunktion, mit der wir uns normalerweise am stärksten verbunden fühlen, weil wir sie am meisten bemerken. So nehmen wir die alltäglichen Informationen auf: die Menschen um uns herum, die Tageszeit, wohin wir gehen und wie wir dorthin kommen. Unser Bewusstsein analysiert und verarbeitet Informationen.

Viele Raucher haben es schon erlebt, dass Rauchen aufhören mit reiner Willensanstrengung nicht funktioniert. Unbewusste Prozesse boykottieren den Plan. Besonders in Stresssituationen werden die alten Programme aus dem Unterbewusstsein aktiviert, und man greift automatisch zur Zigarette.

Unser Verhalten wird zu einem erheblichen Teil aus dem Unterbewusstsein gesteuert. Ein großer Teil unserer Tätigkeiten beruhen auf Automatismen. Es sind dies Programme und Überzeugungen, die wir gespeichert haben.

Die Routine ist in vielen Bereichen hilfreich und erleichtert uns oft das Leben. Wenn wir jedoch im „Autopilot"-Modus ständig nach einer Zigarette greifen, dann wissen wir, auch wenn wir es gerne verdrängen, dass wir uns damit nur selbst schaden.

Die gute Nachricht: Mit Mentaltraining können Sie in den Pilot-Modus switchen und selbst bestimmen, wohin die Reise geht – in ein rauchfreies, gesundes und genussvolles Leben.

Wissenschaftliche Grundlagen des Mentaltrainings

Mag. Pamela Obermaier und Dr. Marcus Täuber gehen in Ihrem Buch „Gewinner grübeln nicht" auf die wissenschaftlichen Grundlagen des Mentaltrainings ein.

Ich möchte kurz einige wissenschaftlich belegte Aussagen aufgreifen:

Das Gehirn ist ein hochflexibler Partner. Es ist extrem wandel- und veränderbar. Die Trainierbarkeit von Gehirnbereichen durch Aufmerksamkeit und Gebrauch begleitet uns bis zum Tod.

Da, wo die Konzentration hingeht, wird die dazugehörige Gehirnregion entsprechend verändert. Wenn wir unser Gehirn für unser Ziel nutzen möchten – beispielsweise uns das Rauchen abgewöhnen – müssen wir unsere Aufmerksamkeit gezielt einsetzen.

Schon allein Gedanken können das Gehirn verändern. Je mehr Emotionen mit einer Tätigkeit verbunden sind, desto schneller und einfacher wächst das dazugehörige Zentrum im Gehirn.

Besonders unsere inneren Bilder wirken. Da wir sie nach Belieben gestalten können, wenn wir unsere Vorstellungskraft entsprechend trainiert haben, sind sie vielleicht der wichtigste Stoff für ein erfolgreicheres, gesünderes und zufriedeneres Leben.

Mentales Training ist das gezielte Konstruieren und Nutzen unserer inneren Bilder, also der Vorstellungskraft. Wenn unsere Aufmerksamkeit so stark dort liegt, dass wir das Äußere ausblenden, entfaltet dieses Kopfkino seine Wirkung. Eine Vielzahl von Studien belegen den Nutzen von Mentaltraining.

Die Wirksamkeit unserer Vorstellungskraft ist damit wissenschaftliche Realität.

Viele Spitzensportler schwören auf Mentaltraining. Nachdem der Teamchef der österreichischen Nationalmannschaft, Marcel Koller, einen Mentaltrainer ins Boot geholt hat, ist die Mannschaft sogar in die Top Ten geklettert.

Mentaltraining bei der Raucherentwöhnung können wir definieren als das systematische Durchspielen der neuen Verhaltensweisen, verbunden mit positiven Gefühlen von Dankbarkeit, Freude und Stolz, verbunden mit einem bestärkenden Gedanken – einer Affirmation.

Untersuchungen von Klaus Grawe, einem deutschen Psychologen, haben belegt, dass die wahre Motivationskraft in den positiven Emotionen liegt.

Die Vorstellung, sowohl durch Gedanken als auch durch Gefühle Strukturen und Funktionen des Gehirns - und damit rückwirkend auch wieder Gedanken und Gefühle – verändern zu können, ist bahnbrechend in seiner Bedeutung.

Ein Gedanke führt zu einer Vorstellung, die Vorstellung zu einer körperlichen Reaktion und die körperliche Reaktion äußert sich in der Physiologie, im Verhalten und im Wohlbefinden.

Wenn Sie sich Ihr Ziel intensiv vorstellen, wird Ihre Physiologie auf dieses Ziel ausgerichtet.

Erfolg, Gesundheit und Glück sitzen in unserem Gehirn, das wie eine Kommandobrücke unser Schiff steuert.

Ein hoher Prozentsatz unserer Tätigkeiten jeden Tag beruhen auf Automatismen. Dafür sind im Gehirn die Basalganglien zuständig. Sie bereiten unser Verhalten vor und speichern unsere Bewegungsmuster und Gewohnheiten wie eine Art Handlungsgedächtnis ab.

Dopamin ist der Botenstoff der Vorfreude. Durch mentales Training können wir uns ein Ziel bereits im Kopf vorstellen. Was passiert? Wir genießen schon mal eine „Probefahrt im neuen Ich“. Es wird Dopamin produziert, das die Motivation, das Ziel zu erreichen, erhöht.

Eine Gewohnheit verändern

Dieses Kapitel enthält wichtige Erkenntnisse aus dem Buch „Gewinner grübeln nicht" von Pamela Obermaier und Marcus Täuber, sowie eigene Hinweise der Autorin:

Wir können eine Gewohnheit zwar nicht löschen, aber wir können Neues „drüberlernen".

Was nicht mehr gebraucht wird, schwächt sich immer mehr ab. Wir können Angewohnheiten überschreiben.

Achtung: Sobald eine Zigarette geraucht wird, ist die alte Gewohnheit wieder aktiviert und es besteht die große Gefahr, dass das abgespeicherte Rauchverhalten sofort wieder aufgenommen wird.

Eine Gewohnheit besteht aus drei Elementen:

Reiz	Verhalten an sich	Belohnung

Beispiel:

Kaffee	Rauchen	Gefühl der Sicherheit und Entspannung

Wir wissen allerdings, dass in den Zigaretten Chemikalien enthalten sind, die den Körper vergiften und somit stressen, aber keine einzige, die entspannend wirken könnte.

Die Rauchpausen werden mit Entspannung verwechselt, weil sich der Raucher keine andere Pause oder Entspannung gönnt.

Eine neue Gewohnheit muss bewusst angelegt und verankert werden.

Unser Gehirn liebt Rituale. Sie geben uns Sicherheit. Es ist daher notwendig, ein neues Ritual aufzubauen.

Es ist auch empfehlenswert, sich Unterstützung in einer Gruppe zu holen. Weight Watchers und Anonyme Alkoholiker sind in ihren Bereichen sehr erfolgreich. Die Anonymen Alkoholiker bieten das Ersatzprogramm der Gruppe statt der Bar, um sich auszutauschen.

Unser Gehirn lernt Gewohnheiten durch ständige Wiederholung, egal ob sie Sinn machen oder nicht, ob sie uns gut tun oder schaden.

Die neue Gewohnheit soll langsam eingeführt werden. Aus diesem Grund ist es wichtig, 7-14 Tage vor dem Rauchstopp täglich Mentaltraining zu machen, damit das Gehirn Zeit hat, sich an das neue Verhalten zu gewöhnen.

Wer zu viel zu schnell möchte, scheitert eher als jemand, der etwas Neues langsam und damit Schritt für Schritt verankert.

Gestalten Sie das Leben bewusst und aktiv, durchschauen Sie die Muster und verändern Sie diese gezielt.

Vergessen Sie die Belohnung nicht!

Allein mit Willensstärke gegen eine alte Gewohnheit vorzugehen, ist kontraproduktiv. Studien der Psychologin Kelly Mc Gonigal aus den USA haben ergeben, dass wir die Willensstärke erhöhen können, indem wir in der Nacht länger schlafen.

Gestresste Menschen mit wenig Schlaf kommen schwer aus ihrer Situation heraus.

Beim Tagträumen aktivieren wir unser Gehirn. Hier schöpfen wir durch Erinnerungen und Zukunftsbilder neue Ideen.

Die deutsche Psychologin Gabriele Oettingen hat die Methode des Mentalen Kontrastierens entwickelt.

Sie meint: Purer Optimismus führt zu Misserfolg. Visualisieren Sie ein Hindernis, das Ihnen bei der Erreichung Ihres Ziels im Weg steht. Dann visualisieren Sie weiter, was Sie in dieser Situation machen, um das Hindernis zu überwinden. Dadurch werden Sie für solche Situationen besser gewappnet und gewinnen an Handlungsmöglichkeiten und Selbstsicherheit.

Das heißt: wir sollten positiv denken, aber auch Hindernisse und Probleme beachten.

Aus wissenschaftlicher Sicht, heißt das Zauberwort: defensiver Optimismus.

Wir sollen schwierige Umstände und Rückschläge einplanen.

Wir spielen den Ablauf mental durch, wie wir vorgehen möchten, wenn etwas Ungeplantes, Negatives geschieht.

Beim Thema Raucherentwöhnung: Sie überlegen sich im Vorfeld, was Sie am Morgen nach dem Frühstück machen, wie Sie die Pausen gestalten, wie Sie reagieren möchten, wenn Sie gestresst sind und der Gedanke kommt „Jetzt mal eine Rauchen“.

Sie bereiten sich darauf vor, wie Sie sich bei einer Feier verhalten, wenn die anderen rauchen gehen.

Erfolgreich Scheitern und das Triple-A-Prinzip

Scheitern ist nichts Besonderes und kann jedem passieren. Wir müssen keine Angst davor haben. Erst wenn wir das Scheitern zur Katastrophe erklären, wird es schlimm, weil wir uns innerlich Druck machen und uns schlimmstenfalls selbst als Versager abstempeln. Man kann ein Scheitern auch als Erfahrung sehen und daraus lernen.

Angst vor dem Scheitern ist menschlich. Wenn wir negative Gefühle wie Ängste anschauen und sie akzeptieren, können wir damit umgehen. Je mehr wir sie wegdrängen möchten, weil sie uns unangenehm sind, desto stärker kommen sie meistens wieder

Empfehlenswert ist, die negativen Gefühle liebevoll anzunehmen, hinzuschauen und zu ergründen, was die Botschaft dahinter ist. Danach kann man sich wieder auf das Ziel fokussieren – und die Herausforderungen, die zum Scheitern geführt berücksichtigen.

Aus unseren Niederlagen lernen wir oft am meisten und wachsen daran. Je mehr wir gescheitert sind, desto gescheiter sind wir geworden – wenn wir daraus gelernt haben. Wir können uns dann Bewältlgungsmechanismen überlegen, diese Lösungen visualisieren und im wirklichen Leben anwenden. Scheitern gehört zum Leben. Eine erfolgreiche Methode, damit umzugehen, ist das **„Triple-A-Prinzip“** (aus Mentale Stärke von Antje Heimsoeth).

A wie Akzeptanz

Akzeptanz ist die Voraussetzung, um Rückschläge zu verarbeiten. Akzeptieren Sie, was war und widmen Sie sich so schnell wie möglich der Analyse.

A wie Analyse

Analysieren Sie, was der Faktor für den Misserfolg war und was Sie beim nächsten Mal anders machen können, oder wo Sie aufpassen müssen. Analysieren Sie auch, was gut gelaufen ist. Konzentrieren Sie sich nicht nur auf den Rückschlag, sondern auch auf das Positive.

Eine Bekannte ist am ersten geplanten rauchfreien Tag automatisch nach der Arbeit in die Trafik gegangen und hat sich „wie immer" Zigaretten gekauft. Solchen Fallen können Sie mit Mentaltraining vorbeugen, indem Sie sich überlegen, was Sie nach Arbeitsende gerne machen möchten, zum Beispiel in einen Park spazieren gehen oder was auch immer für Sie schön und angenehm ist. Und wenn Sie diese Situation mit dem gewünschten Verhalten in die Visualisierung einbauen, können Sie die Falle lächelnd umgehen.

A wie Abhaken

Ziehen Sie nach der Analyse einen Schlussstrich. Es war, wie es war. Es gibt keinen Grund, sich weiter damit zu beschäftigen. So gehen Sie gut mit sich um.

Vermeiden Sie es, sich selbst wegen eines Rückschlags oder eines Scheiterns innerlich zu beschimpfen. Sagen Sie sich eher: „Das kann passieren. Das ist anderen auch schon passiert. Ich habe daraus gelernt."

Besonders dann, wenn etwas nicht gut gelaufen ist, ist es wichtig, sich selbst gut und liebevoll zu behandeln, so, wie ein bester Freund – eine beste Freundin - es tun würde.

Der Weg ist das Ziel

Ergebnisziele erzeugen Anspannung und Stress. Sind wir gedanklich bereits beim Ziel, denken wir daran, wann wir wo ankommen müssen, erzeugt das Druck.

Wenn wir mit dem Auto nach Italien fahren, und immer nur an die Ankunft in Grado denken, versäumen wir eine angenehme Autofahrt und den Genuss, der damit verbunden ist.

Es macht Sinn, uns Handlungsziele zu setzen und den Weg zu visualisieren. Dann reisen wir entspannter in die gewünschte Richtung.

Für die Raucherentwöhnung heißt das: Setzen Sie sich als Handlungsziel, die 10 Schritte, die in einem späteren Kapitel beschrieben sind, genussvoll zu gehen und das regelmäßige Mentaltraining zu machen. Dann reisen Sie angenehm ins neue rauchfreie Leben.

Umschiffen Sie die Raucherfallen

Rechtzeitig die Rauchen-macht-Spaß-Falle entlarven

Ich hatte im Jahr 2017 Gelegenheit, mit Hr. Ing. Günter Hirsch und seiner Frau Renate Hirsch zu sprechen. Herr Ing. Hirsch war seit Jahren COPD-Patient und benötigte laufend Sauerstoff aus der Flasche. Er wurde über einen Schlauch in die Nase damit versorgt. COPD ist die Abkürzung für Chronisch obstruktive Lungenerkrankung. Ein weiterer Begriff dafür ist Raucherlunge. Es ist eine Erkrankung, die langsam über Jahrzehnte hinweg entsteht. Laut dem Internetportal Netdoktor.at leiden schätzungsweise 11 % der Österreicher an COPD. Hauptursache der Erkrankung ist die chronische Schädigung der Lunge durch den Zigarettenkonsum.

Herr Ing. Hirsch war 40 Jahre lang Kettenraucher und hat erst bei der Diagnose COPD endgültig aufgehört. Nachdem er gravierende gesundheitliche Probleme hatte, wurde ihm ein Stent gesetzt. COPD wurde auf dem Befund als Nebendiagnose vermerkt.

Ein Besuch beim Lungenfacharzt ergab: COPD höchste Stufe 4. Nur mehr 30 % Lungenfunktion. Lebensgefahr. Das war 2007.

Er engagierte sich in Schulen bei Anti-Raucher-Kampagnen. Er stellte sich als negatives Beispiel für die Schüler zur Verfügung. Das finde ich bewundernswert. Es war ihm wichtig zu erwähnen, dass die Vorträge an Schulen nicht mit erhobenem Zeigefinger gehalten werden. Es ging ihm darum zu zeigen, was das Rauchen macht: gesundheitliche Probleme wie Raucherlunge, Hautveränderungen und auch das Geld, das es kostet.

Er sagte, die unterprivilegierten Kinder waren interessierter.

Von 3000 Schülern, die bei den Vorträgen waren, haben 267 zugegeben zu rauchen - die Lehrer wurden bei der Befragung rausgeschickt. Nach dem Vortrag und 14 Wochen später waren es nur mehr 17. Das war ein schöner Erfolg. Seine Arbeit bewirkte Gutes.

Er war auch der Meinung: Rauchen ist angelernt. Und: Es gibt keine Entzugserscheinungen. Selbst er, der 80 Zigaretten täglich geraucht hat, hatte keine Entzugserscheinungen. Von Ersatzprodukten hielt er nichts. Es ging ihm um Bewusstmachung.

Er meinte, man raucht bei Anspannung und Entspannung. Die Werbung suggeriert, dass Rauchen bei der Spannungsregulierung hilft.

Das finde ich einen interessanten Aspekt. Es geht um die Regulierung von Spannung. Die Mitte finden. Eine gute Raucherentwöhnung muss die Frage beantworten: Wie kann ich Anspannung abbauen und in einen guten Zustand kommen, ohne Zigarette. Hr. Ing. Hirsch war auch der Meinung, dass die Massenmedien, Fernsehen, Radio, Facebook, Twitter dazu beitragen sollten, dass die Menschen aufhören zu rauchen. Er sprach auch von Kurzfilmen, die helfen könnten. Und: Es braucht eine starke Figur gegenüber Camel Man und Marlboro Man.

Diese Vorschläge kann ich nur voll und ganz unterstützen. Die Medien, allen voran das Fernsehen, könnten viel dazu beitragen. Anstatt uns mit Filmen mit sinnlosen Gewaltszenen zuzumüllen, wäre es sinnvoller, ganz konkrete Aufhörtipps zu geben. Lösungsmöglichkeiten aufzuzeigen. Positive Beispiele zu bringen. Unterstützungsangebote zu geben. Über Mentaltraining zu berichten.

Schüler und Schülerinnen aus ärmeren Familien waren am Vortrag besonders interessiert. Sie benötigen Orientierung und Unterstützung, die sie im Elternhaus oft nicht erhalten, weil die Eltern oft selbst Hilfe brauchen.

Sportler sind für viele Vorbilder. Sie trainieren körperlich und mental. Das wäre doch ein Konnex, in den Massenmedien über Mentaltraining auf wissenschaftlicher Basis, abseits von jeglicher Esoterik, und andere Methoden zur erfolgreichen Lebensbewältigung regelmäßig zu berichten. Besonders Menschen mit wenig Geld, die viel fernsehen und sonst keinen Zugang zu diesen Themen haben, könnten davon profitieren.

Herr Ing. Hirsch hatte einmal mit dem Rauchen aufgehört, als er beim Tauchen Probleme hatte. Das war drei Jahre vor der Diagnose COPD. Vorher hatte er ein Nichtraucher-Seminar besucht, meinte aber, dass er das nicht gebraucht hätte. Wieder angefangen hat er mit den Zigaretten bei einer Autofahrt, um sich wach zu halten.

Es war also eine Stress-Situation, in der er wieder angefangen hat. Ein entscheidender Knotenpunkt, eine Wegkreuzung. In diesen Situationen ist besondere Achtsamkeit gefragt. Zurücktreten, beobachten und überlegen: Wie kann ich jetzt gut für mich sorgen? Was tut mir jetzt gut? Vielleicht hätte er ein Zimmer nehmen und sich Ruhe oder Schlaf gönnen können? Und er hätte sich so gesundheitliche Probleme erspart. Das wäre es doch wert gewesen.

Was mich beim Gespräch mit Hr. Ing. Hirsch noch besonders interessiert hat:

Gab es in den 40 Jahren, in denen er geraucht hat, Unterstützungsangebote von Ärzten oder besondere Gelegenheiten, in denen er hätte aufhören können?

Er gab mir die überraschende Antwort, die Ärzte in seinem Bekanntenkreis hätten auch geraucht. Erst spät hat ihm ein Arzt ein Nichtraucher-Seminar empfohlen, nachdem er es selbst besucht hatte. Vorher hat ihm das Rauchen immer Spaß gemacht.

Er erzählt von einem netten Freundeskreis, in dem fast alle geraucht haben. Es war normal, dass die Rauchschwaden den Raum vernebelten. Nur ein Freund war Nichtraucher, und der hat sich bei gemütlichen Abenden oft früher verabschiedet, weil er die schlechte Luft nicht mehr aushielt.

Ich kann ehrlich gesagt nicht glauben, dass es immer Spaß gemacht hat.

Ich denke, der springender Punkt ist, dass gemütliches Zusammensein mit Zigaretten verknüpft ist.

Freundschaft und schönes Miteinander sind jedoch prinzipiell unabhängig von Rauchen oder Nichtrauchen.

Ich behaupte: Nichtrauchen macht viel mehr Spaß! Weil Stolz und Freude dazukommen, dass man es geschafft hat. Sofern Sie weiterhin mit Rauchern gute Verbindungen pflegen. Sie können Ihnen ja ein gutes Vorbild sein.

Abschließend meinte Hr. Ing. Hirsch: „Der erhobene Zeigefinger bringt nichts. Man soll das Positive des Nicht-mehr-Rauchens hervorheben. Es geht darum, bewusst zu machen, dass das Rauchen im Unterbewusstsein zu verdammen ist. So ein Blödsinn, dass man raucht."

Auch Frau Renate Hirsch hat jahrelang geraucht. Solange sie im Büro gearbeitet hat, hatte sie nicht den Willen, mit dem Rauchen aufzuhören. In Kaffeepausen empfand sie das Rauchen als entspannend und damit konzentrationsfördernd.

In ganz bestimmten wiederkehrenden Situationen, z.B. beim Telefonieren, war Rauchen für sie ein liebgewonnenes Ritual.

Erst als sie in Pension ging, hat sie am Beginn eines Urlaubs das Allen Carr-Buch gelesen und aufgehört. Auch sie hatte keine Entzugserscheinungen.

Sie sagte sich: „Gottseidank rauche ich nicht mehr." Ein weiterer Beweis: Die Affirmation ist wichtig und eine gute Unterstützung.

Meine Affirmation war ähnlich: „Gottseidank muss ich nicht mehr rauchen."

Es zeigt sich auch beim Beispiel von Frau Hirsch: Wenn man Ruhe hat, geht die Raucherentwöhnung leichter.

Wie wäre es, die Raucherentwöhnung in einem Urlaub zu machen?

Gönnen Sie sich Ruhe während der Raucherentwöhnung.

Den Gedanken „Ich schaffe es“ glauben

Der Glaube kann Berge versetzen. Was wir glauben, halten wir für möglich. Was wir denken, wird Realität.

Sie denken: „Ich schaffe es ja doch nicht.“? Sie müssen nicht jeden Gedanken glauben. Negative Gedanken ziehen uns runter und bewirken, dass wir erst gar nicht anfangen mit unserem Vorhaben.

Positive Gedanken bringen uns Energie und ein gutes Lebensgefühl, daher ist es wichtig auf die Gedanken zu achten, weil sie letztendlich unser Schicksal prägen.

Gedankenhygiene heißt das Zauberwort. Wir können bewusst positive Gedanken stärken und die negativen Hirngespinste vorbeiziehen lassen, nicht weiter beachten oder ihnen unterstützende Affirmationen, das sind positive Selbstgespräche, die uns motivieren und gut tun, entgegensetzen.

Die Energie folgt der Aufmerksamkeit. Wenn wir unser Denken nur auf Schwierigkeiten und Probleme richten, kommen wir in eine Negativspirale. Schlimmstenfalls führt es zu Depressionen.

Wenn wir uns mehr auf das Lösen der Probleme und auf das Positive fokussieren, werden wir uns besser fühlen. Wir haben dann mehr Energie um Schwierigkeiten zu bewältigen.

Vielleicht haben Sie es auch schon erlebt. Sie waren in schlechter Stimmung - und nach einem guten lustigen Film war die Laune plötzlich blendend. Das Gehirn war mit schönen Szenen beschäftigt und hatte keinen Input an negativen Informationen.

Wenn es andere Menschen geschafft haben, können Sie ruhig daran glauben, dass sie es auch schaffen. Mit der richtigen Technik wird es funktionieren. Wenn nicht gleich beim ersten Mal, dann etwas später. Mit der Einstellung „Scheitern darf sein“ verhindern Sie, dass Sie einen innerlichen Druck aufbauen. Auch aus Misserfolgen können wir lernen, nach dem Motto:

Hinfallen, aufstehen, Krone richten, weitergehen.

Aber natürlich darf die Raucherentwöhnung gleich beim ersten Mal klappen!

Unser Gehirn kann neue Inhalte am besten glauben und umsetzen, wenn wir ihm Bilder und Vorstellungen vorsetzen, am besten Filmszenen.

Der Schirennläufer stellt sich beim Mentaltraining im entspannten Zustand den Film vor, wie er den Hang in optimaler Fahrt hinunterprescht.

Sie können es bei der Raucherentwöhnung genauso machen: Sie stellen sich im entspannten Zustand Filmszenen vor, wie Sie den ersten rauchfreien Tag ... und dann die weiteren Tage ganz nach Belieben ... angenehm erleben, vom Frühstück bis zum Zubettgehen. Sie genießen schon im Voraus die Freude und den Stolz, es geschafft zu haben. Sie sehen sich in dem Film so, wie Sie es sich wünschen, in Ihrer besten Verfassung. Sie hören, wie andere Sie beglückwünschen. Vielleicht hören Sie die Vögel zwitschern? Oder Sie spüren die Sonne auf Ihrer Haut? Riechen Sie die gute Luft? Sind Sie überrascht vom köstlichen Geschmack der Speisen, den Sie nun wieder voll auskosten können?

Sie sind der Regisseur Ihres Lebens! Sie schreiben das Drehbuch nach eigenem Belieben.

Sie können sich Ihren Film zusammenstellen und vorstellen, wie Sie ihn am besten finden. Schön und lustig. Mit Humor geht alles leichter.

Die Bilder prägen das Unterbewusstsein neu. Durch oftmaliges Wiederholen des mentalen Trainings wird das neue Verhalten im Unterbewusstsein gespeichert. Die Umsetzung in der Realität geht dann um Vieles leichter, weil das neue Verhalten bereits eingeübt ist.

Das Aufhören selbst bestimmen

Rauchen haben die meisten in der Jugend „gelernt". Wir wollten damit unterstreichen, dass wir selbständig und erwachsen sind! Rauchen war damals ein Akt der Selbstbestimmung.

Wir wollten uns nichts mehr sagen lassen von den Eltern und Lehrern. Es war cool. Das coole Image wurde natürlich von der Werbung und von Filmen unterstützt und hat der Tabakindustrie Milliardengewinne gebracht.

Die rauchenden Helden, Rockstars, Sänger waren Vorbilder.

Ich habe Georg Danzer sehr bewundert. Er war für mich ein beeindruckender, ehrlicher, authentischer Mensch. Seine Texte und Lieder haben viele ein Leben lang begleitet und aus der Seele gesprochen.

Sein Tod durch Lungenkrebs hat viele sehr betroffen gemacht. Auch mich.

Wir brauchen neue Idole, Stars und auch ganz normale Menschen, die Vorbilder und cool sind und aus ungesunden Gewohnheiten und Süchten aussteigen.

Sie können über Ihren weiteren Weg selbst bestimmen, die Ausfahrt von der Raucherautobahn nehmen, das Werkzeug Mentaltraining nutzen und auf den blühenden Wiesen der Rauchfreiheit landen.

Bestimmen Sie es selbst! Machen Sie es rechtzeitig.

Seien Sie für andere ein urcooles Vorbild!

Genussvolle Pausen zelebrieren

Viele Raucher gönnen sich Entspannung zwischendurch nur mit einer Zigarette. Sie genießen die „Rauchpause“.

Es ist ein Trugschluss zu denken, rauchen würde entspannen. Zigaretten enthalten nur Chemikalien, die den Körper vergiften – und keinen einzigen Stoff, der entspannend wirken könnte. Die stimulierende und aufputschende Wirkung von Nikotin wird mit dem Gefühl der Entspannung verwechselt.

Gönnen Sie sich das echte Relax-Gefühl mit guter Luft.

Sie möchten etwas in der Hand haben? Wie wär's mit einem zuckerfreien Lolly? Einem Glas Wasser, Saft oder einer guten Tasse Tee oder Kaffee? Wenn Sie überhaupt einen Ersatz brauchen.... Oder möchten Sie einen erfrischenden Kaugummi kauen?

Vielleicht denken Sie die Rauchpausen werden Ihnen fehlen?

Genießen Sie weiterhin Ihre Pausen, vielleicht geben Sie ihnen einen neuen Namen:

Erholungspause, Frische-Luft-Pause, Entspannungspause, kreative Pause, Nachdenkpause, Esspause, Trinkpause, Mittagspause, Zwischendurchpause... Hauptsache Pause.

Was Sie in der Pause statt rauchen tun könnten? Hier sind einige Vorschläge:

- beobachten, was um Sie herum passiert
- den Atem beobachten
- das Nichts-Tun genießen
- die Füße hochlegen
- tagträumen
- kreativ sein z.B. malen
- essen oder trinken
- Kaugummi kauen
- plaudern
- Musik hören
- Stille genießen
- lesen
- Sonne genießen
-

Machen Sie unbedingt weiterhin Pausen und tanken Sie so wieder neue Energie!

Planen Sie sie in Ihr rauchfreies Leben ein, damit Sie Zeiten haben zu regenerieren und sich zu entspannen.

Finden Sie für sich neue Pausen-Rituale, die Ihnen gut tun. Rituale strukturieren den Tag, geben Sicherheit und bringen neue Energie!
Überlegen Sie, träumen Sie:
Welche angenehmen neuen Rituale möchten Sie einführen?

Gemeinschaft genießen

Kennen Sie das: eine Familien- oder Firmenfeier. Das Essen ist beendet. Und plötzlich stehen immer mehr Menschen auf und verlassen den Tisch.

Man geht zwischendurch eine Zigarette rauchen, steht im „Rauchergrüppchen" zusammen im Freien, rund um den Aschenbecher, und unterhält sich im kleineren Rahmen.

Die Stimmung im Rauchereck ist oft recht gut. Das gemeinsame Rauchen verbindet. Es ist – etwas abseits der offiziellen Feier – lässiger, weniger förmlich, oft lustig und ausgelassen.

Sie können auch weiterhin rausgehen, den offiziellen Teil verlassen. Sie können sich zu den Rauchern gesellen. Am besten Sie haben sich schon vorher überlegt und in Ihr Mentaltraining eingebaut, wie Sie reagieren, wenn Ihnen jemand eine Zigarette anbietet. „Nein, danke. Ich rauche nicht mehr.", können Sie stolz sagen und lächeln.

Möglicherweise bemerken die anderen gar nicht, dass Sie sich für Frischluft statt blauem Dunst entschieden haben. Vielleicht machen Sie sich auch einen Spaß und beobachten, wie lange es dauert, bis die anderen merken, dass sie nun rauchfrei sind!

Eines muss Ihnen dabei klar sein, sollten Ihnen die anderen dabei das Mitrauchen schmackhaft machen wollen:
Schon eine einzige Zigarette ist gefährlich, weil das alte Rauchverhalten dann sofort wieder aktiviert ist. Vergessen Sie den Spruch „Eine ist keine." Er ist gefährlicher Nonsens.

Verbundenheit mit anderen zu spüren trägt zum Wohlbefinden bei. Dabei ist es unerheblich, ob die anderen Raucher oder Nichtraucher sind.

Es gibt viele Möglichkeiten, das Miteinander zu gestalten und zu zelebrieren. Entscheiden Sie sich für Wege, die für Seele und Körper gesund sind!

Die meisten haben keine Entzugserscheinungen

Viele haben eine unbestimmte Angst vor dem Aufhören, vor dem Ungewissen, dem Ungewohnten und vor Entzugserscheinungen.

Aus eigener Erfahrung als ehemals starke Raucherin kann ich sagen: ich hatte keinerlei Entzugserscheinungen, im Gegenteil. Ich spürte vom ersten Tag meines Nichtraucherlebens an das gute Gefühl, es geschafft zu haben und den Entschluss, nie mehr wieder eine Zigarette anzurühren.

Ich habe im Schlaf regelmäßig davon geträumt, dass ich rauche ... und nach dem Aufwachen war ich sehr froh, dass es nur ein Traum war.

Ohne Mentaltraining kann es passieren, dass man bei Stress in das alte Verhalten zurückfällt, automatisch in die Trafik geht und sich die Zigaretten besorgt, so wie man es jahrelang gemacht hat. Dann sind im Gehirn noch keine neue Bahnen für das neue Verhalten angelegt. Dem können Sie mit guter Vorbereitung mit Mentaltraining vorbeugen.

Welche Entzugserscheinungen sind prinzipiell möglich?

Aus meiner Sicht ist es in erster Linie der zwanghafte Gedanke, eine rauchen zu müssen.

Wir müssen nicht jeden Gedanken glauben. Es gibt verschiedene Möglichkeiten, mit diesem Gedanken umzugehen. Sie können sich sagen:

- Ah, da ist dieser Gedanke. Ich muss ihn nicht glauben und falle nicht darauf rein. Ich lasse ihn vorbeiziehen.

- Ha, ha. Sehr lustig nicht mit mir – Humor ist oft die bessere Alternative.

Sie können kurz in sich hineinzuhören. Was ist jetzt mein wirkliches Bedürfnis? Was tut mir jetzt gut? Und sich liebevoll annehmen, das Bedürfnis erfüllen, sich ablenken … was gerade gut tut.

Sollte ein ungutes Gefühl aufkommen, ein Unwohlsein – immer ist es empfehlenswert, sich und die aufkommende Gefühle liebevoll anzunehmen und mit sich selbst gut umzugehen, so wie man mit einem Freund oder einer Freundin gut umgehen würde.

Entspannen Sie Ihre Tage

Gönnen Sie sich Ruhe und Stille!

Stille hilft, tief zu entspannen.

Sich dem Stress entziehen. Für sich sein. Still sein. In die Stille gehen. Sich zurückziehen. Tür zu.

Die vielen Reize, die Welt, dürfen draußen bleiben.

Wieder Raum finden für sich selbst und für Erholung.

Der Mensch ist für die hohen Anforderungen des modernen stressigen Lebens nicht wirklich gemacht. Wir brauchen regelmäßige Erholungsphasen.

Stille ist wichtig um wieder aufzutanken. Neue Kräfte zu sammeln. Neue Ideen zu entwickeln.

Auch die Hirnforschung bestätigt, wie wichtig und wirksam bereits ein paar Minuten Stille sind.

Sich regelmäßig Stille zu gönnen fördert die eigene Gesundheit und befreit von Stress und Anspannung.

Lärm lässt den Blutdruck ansteigen und erhöht das Risiko für Herzinfarkte.

Eine Studie aus dem Jahr 2006 hat ergeben, dass schon 2 Minuten Stille deutlich entspannen, den Blutdruck senken und den Blutfluss im Gehirn stimulieren – mehr als jede Entspannungsmusik.

Für mich sind Zeiten der Stille wichtig für meine Lebensqualität.

Ein wesentlicher Faktor bei meiner eigenen Raucherentwöhnung waren die täglichen Rückzugsphasen.

Dann sind die Ideen gekommen. Ich konnte mir plötzlich vorstellen, wie ein Leben ohne Zigarette ablaufen kann.

Ich glaube, dass Rauchen auch mit der Sehnsucht zu tun hat, bei und für sich zu sein, eine Pause zu machen und abzuschalten.

Zeiten der Stille einzuführen kann dazu beitragen, dass die Raucherentwöhnung gelingt und dass das Leben in eine entspannte, gesunde Richtung gelenkt wird.

Fernseher, Handy, Radio, Sie dürfen alles ausschalten und mit der Familie die Zeiten der Stille vereinbaren. Genießen und auftanken.

Zeit für sich selbst nehmen

Oft höre ich: Ich kann nicht mit dem Rauchen aufhören. Ich habe so viel Stress. Ich schaffe das nicht.

Dann ist der erste Schritt, sich Zeit für sich selbst zu nehmen. Durchleuchten Sie Ihre Gewohnheiten: Was tun Sie, was Ihnen eigentlich keinen Spaß macht und auch nicht viel bringt? Welche Gewohnheiten möchten Sie ändern? Was können Sie delegieren?

Machen Sie eine Liste über Ihre täglichen Aktivitäten und Gewohnheiten. Überlegen Sie: Ist das gut für mich? Ist es gut für meine Absicht, mit dem Rauchen aufzuhören? Was möchten Sie wirklich tun? Wo stecken Ihre wahren Bedürfnisse?

Möchten Sie wirklich lange fernsehen? Wie fühlen Sie sich danach? Wäre nicht ein Spaziergang in der Natur die schönere Alternative? Horchen Sie in sich hinein.

Gewohnheit	Gut für mich	Gut für meine Raucherentwöhnung

Doch wie finden Sie jetzt wirklich Zeit für Entspannung? Machen Sie den Antreiber-Test. So lernen Sie Ihre inneren Antreiber kennen, und Sie sehen klarer, in welche Zeit- und Stressfallen Sie immer wieder tappen.

Die inneren Antreiber entmachten

Das Modell der inneren Antreiber stammt aus der Transaktionsanalyse. Die Antreiber sind innere Dynamiken, die prinzipiell auch positiv sein können, weil sie dafür sorgen, dass wir aktiv sind und uns einsetzen. Dass wir nicht nur auf der Couch liegen bleiben und nichts tun.

Stark ausgeprägte Antreiber kontrollieren die innere Einstellung und das Verhalten. Wir treiben uns dann immer mehr an, um Anerkennung zu bekommen. Was wir so erreichen, ist immer mehr Stress: bei uns und bei anderen.

Die wichtigsten inneren Antreiber sind:

- Sei perfekt!
- Sei stark!
- Mach es allen recht!
- Streng dich an!
- Sei schnell / Beeil dich!

Durch den Antreiber-Test erkennen Sie, welche inneren Antreiber Ihnen das Leben schwer machen und zu viel Stress produzieren.

Die gute Nachricht: Wir können unsere inneren ERLAUBER stärken und uns erlauben, zu delegieren, nein zu sagen, auf unsere eigenen Bedürfnisse zu hören, das zu tun, was wir wirklich tun wollen, so zu sein, wie wir sind, ohne perfekt sein zu müssen.

Wir können uns erlauben, um Hilfe zu bitten, in Ruhe und entspannt zu arbeiten und gemütliche Pausen zu machen. Also alles, was unser Leben schöner und lebenswerter macht.

Antreiber-Test (nach R. Rüttinger)

Beantworten Sie bitte die folgenden Aussagen mit Hilfe der Bewertungsskala (1-5), so wie Sie sich im Moment in der Berufswelt selber sehen.

Schreiben Sie den entsprechenden Zahlenwert in die Klammer.

1	2	3	4	5
gar nicht	kaum	etwas	gut	voll und ganz

1. ( ) Wenn immer ich die Arbeit mache, dann mache ich sie gründlich.

2. ( ) Ich fühle mich verantwortlich, dass diejenigen, die mit mir zu tun haben, sich wohl fühlen.

3. ( ) Ich bin ständig auf Trab.

4. ( ) Anderen gegenüber zeige ich meine Schwächen nicht gerne.

5. ( ) Wenn ich raste, roste ich.

6. ( ) Häufig brauche ich den Satz: „Es ist schwierig, etwas so genau zu sagen.“

7. ( ) Ich sage oft mehr, als eigentlich nötig wäre.

8. ( ) Ich habe Mühe, Leute zu akzeptieren, die nicht genau sind.

9. ( ) Es fällt mir schwer, Gefühle zu zeigen.

10.( ) „Nur nicht locker lassen“ ist meine Devise.

11.( ) Wenn ich eine Meinung äußere, begründe ich sie auch.

12.( ) Wenn ich einen Wunsch habe, erfülle ich ihn mir schnell.

13.( ) Ich liefere einen Bericht erst ab, wenn ich ihn mehrmals überarbeitet habe.

14.( ) Leute, die „herumtrödeln", regen mich auf.

15.( ) Es ist für mich wichtig, von den anderen akzeptiert zu werden.

16.( ) Ich habe eher eine harte Schale, aber einen weichen Kern.

17.( ) Ich versuche oft herauszufinden, was andere von mir erwarten, um mich danach zu richten.

18.( ) Leute, die unbekümmert in den Tag hineinleben, kann ich nur schwer verstehen.

19.( ) Bei Diskussionen unterbreche ich die anderen oft.

20.( ) Ich löse meine Probleme selber.

21.( ) Aufgaben erledige ich möglichst rasch.

22.( ) Im Umgang mit anderen bin ich auf Distanz bedacht.

23.( ) Ich sollte viele Aufgaben noch besser erledigen.

24.( ) Ich kümmere mich persönlich auch um nebensächliche Dinge.

25.( ) Erfolge fallen nicht vom Himmel, ich muss sie hart erarbeiten.

26.( ) Für dumme Fehler habe ich wenig Verständnis.

27.( ) Ich schätze es, wenn andere auf meine Fragen rasch und bündig antworten.

28.( ) Es ist mir wichtig, auf Fragen von anderen rasch und bündig zu antworten.

29.( ) Wenn ich eine Aufgabe einmal begonnen habe, führe ich sie auch zu Ende.

30.( ) Ich stelle meine Wünsche und Bedürfnisse zugunsten anderer Personen zurück.

31.( ) Ich bin anderen gegenüber oft hart, um von ihnen nicht verletzt zu werden.

32.( ) Ich trommle oft ungeduldig mit den Fingern auf den Tisch.

33.( )Beim Erklären von Sachverhalten verwende ich gerne die klare Aufzählung (1. 2. 3.)

34.( ) Ich glaube, dass die meisten Dinge nicht so einfach sind, wie viele meinen.

35.( ) Es ist mir unangenehm, andere Leute zu kritisieren.

36.( ) Bei Diskussionen nicke ich häufig mit dem Kopf.

37.( ) Ich strenge mich an, um meine Ziele zu erreichen.

38.( ) Mein Gesichtsausdruck ist eher ernst.

39.( ) Ich bin sehr nervös.

40.( ) So schnell kann mich nichts erschüttern.

41.( ) Meine Probleme gehen die anderen nichts an.

42.( ) Ich sage oft: „Macht mal vorwärts".

43.( ) Ich sage oft: „genau", „exakt", „klar", „logisch".

44.( ) Ich sage oft: „Das verstehe ich nicht...".

45.( ) Ich sage eher: „Können Sie es nicht einmal versuchen?" als „Versuchen Sie es einmal".

46.( ) Ich bin diplomatisch.

47.( ) Ich versuche, die an mich gestellten Erwartungen zu übertreffen.

48.( ) Beim Telefonieren bearbeite ich nebenbei oft noch Akten.

49.( ) „Auf die Zähne beißen“ heißt meine Devise.

50.( ) Trotz enormer Anstrengung will mir vieles einfach nicht gelingen.

Auswertung Antreiber-Test

Sei Perfekt Fragen: 1 8 11 13 23 24 33 38 43 47

… … … … … … … … … …

Total: ……..

Mach Schnell Fragen: 3 12 14 19 21 27 32 39 42 48

… … … … … … … … … …

Total: ……..

Streng dich an Fragen: 5 6 10 18 25 29 34 37 44 50

… … … … … … … … … …

Total: ……..

Mach es allen recht Fragen: 2 7 15 17 28 30 35 36 45 46

… … … … … … … … … …

Total: ……..

Sei schnell Fragen: 4 9 16 20 22 26 31 40 41 49

… … … … … … … … … …

Total: ……..

Stark ausgeprägte Antreiber (ab ca. 30 Punkten) können eine Eigendynamik entwickeln. Sie kontrollieren immer stärker die innere Einstellung und das Verhalten:

Man treibt sich selbst immer stärker an, um zu mehr Erfolg und Anerkennung zukommen, erreicht aber eher nur mehr Stress (bei sich und anderen) und damit das Gegenteil von dem, was man sich erhofft. Über einer Höhe von ca. 40 Punkten können sich Antreiber sogar gesundheitsgefährdend auswirken.

Wie sieht Ihr Ergebnis aus? Gibt es einen Antreiber, bei dem das Ergebnis über 30 liegt? Oder sogar mehrere? Dann tun Sie etwas für Ihr persönliches Stressmanagement. Und lesen Sie die für Sie zutreffenden Tipps besonders genau durch:

Die inneren Erlauber stärken

Adieu Antreiber: Sei perfekt

Wir sind alle nicht perfekt und müssen es auch nicht sein. Wir sind Menschen und keine Maschinen. Wir sind, wie wir sind, und das anzuerkennen, ist der erste Schritt zu mehr Gelassenheit.

Wir müssen nicht 150 % leisten, je nach Situation können auch 80 % genug sein . Und Unvollkommenheit kann für die anderen sehr liebenswert sein. Weil sie dann selber aus dem Druck rauskommen, vollkommen sein zu müssen oder so tun zu müssen, als ob sie perfekt wären.

Raucher brauchen keinen Druck, sondern mehr Entspannung und Wohlbefinden. Dann ist es auch gar nicht mehr notwendig zu rauchen. Wenn Sie sich Ihre wirklichen innersten Bedürfnisse erfüllen, brauchen Sie den blauen Dunst nicht mehr.

Dann können Sie sich freuen, dass Sie nicht mehr rauchen müssen.

Machen Sie sich bewusst: Sie müssen nicht perfekt sein. Die Wohnung, das Aussehen, das Auto ... und alles sonst noch: Es muss nicht perfekt sein. Wichtig ist, dass Sie sich wohlfühlen und es für Sie persönlich passt.

Überlegen Sie:

In welchen Bereichen möchten Sie den Perfektionismus abbauen?

Die folgenden Affirmationen, das sind verstärkende Aussagen oder Heilsätze, können Sie sich in den Situationen bewusst machen, denken oder sagen, in denen Sie ganz einfach weniger perfekt, dafür entspannter sein und agieren möchten.

Legen Sie sich einen für Sie persönlich passenden Erlauber zurecht, den Sie sich bei passenden Gelegenheiten ins Gedächtnis rufen. Vorschläge wären:

Es muss nicht perfekt sein.

Nobody is perfect!

Ich bin wertvoll, so wie ich bin.

Jeder macht Fehler, das kann passieren.

Man kann aus Fehlern lernen.

Ich persönlich kenne diesen Antreiber nur zu gut. Perfektion ist auch ein Schutzmechanismus, den wir schon in der Schule gelernt haben. Wenn wir perfekt waren, wurden wir gelobt und bekamen gute Noten. Wenn wir nicht „gut genug“ waren, bekamen wir schlechte Noten und Probleme. Wenn Sie sich näher mit dem Thema befassen wollen, empfehle ich das Buch von Brené Brown: Verletzlichkeit macht stark.

Ich zitiere daraus: „Das Streben nach Perfektion und Unverwundbarkeit ist verführerisch, scheint uns doch den Schutz und die Sicherheit zu garantieren, nach denen wir uns sehnen. In Wahrheit jedoch macht es uns nicht stärker, sondern beraubt uns unserer Entwicklungsmöglichkeiten“.

Adieu Antreiber: Sei stark

Sie dürfen Hilfe annehmen. Viele Menschen helfen gerne. Sie müssen nicht alles alleine schaffen und schlechte Gefühle hinunterschlucken. Das ist auf Dauer nicht gesund.

Sie können stark sein, und Sie dürfen auch schwach sein.

Wenn Sie einen Schicksalsschlag durchleiden oder mit unvorhergesehenen Problemen konfrontiert werden: Sie müssen nicht alles alleine schaffen. Sie können sich auch aussprechen und andere um Hilfe bitten. Die folgenden Erlauber können es Ihnen bewusst machen:

Ich darf mir Hilfe holen und sie annehmen.

Gefühle zu zeigen ist ein Zeichen von Stärke.

Ich darf offen sein und vertrauen.

Adieu Antreiber: Mach es allen recht

Das ist ein Antreiber, den ich ebenfalls aus eigener Erfahrung sehr gut kenne. Es ist natürlich schön, gute Beziehungen zu haben. Aber um welchen Preis? Das Geben und Nehmen sollte einigermaßen ausgeglichen sein. Und wenn wir es immer den anderen recht machen, kann es passieren, dass wir auf uns selbst dabei vergessen.

Streben wir lieber eine ausgewogene Balance an!

Was sind Ihre eigenen Bedürfnisse, die Ihnen wichtig sind? Was brauchen Sie, um sich wohlzufühlen?

Wer immer nur für die anderen tut, verliert sich bald selbst aus den Augen. Deshalb ist ein vernünftiges Maß an Egoismus durchaus gesund.

Es ist ein Mythos zu glauben, dass wir immer helfen müssen, weil ein anderer etwas braucht. Sonst rennen wir im Hamsterrad des Helfersyndroms und haben weder Zeit noch Energie für das, was uns selbst hilft.

Sorgen Sie gut für sich:

Behandeln Sie sich selbst so, wie Sie einen guten Freund / eine gute Freundin behandeln würden!

Erlauben Sie sich Selbstfürsorge und Selbstliebe. Folgende Erlauber können Sie dabei unterstützen:

> Ich setze mich an die erste Stelle.
>
> Ich und die anderen sind wichtig.
>
> Ich darf nein sagen.

Adieu Antreiber: Streng dich an!

Viele haben in der Kindheit und der Schule gelernt, dass Sie sich immer anstrengen müssen, damit sie „gut genug" sind. Man muss immer arbeiten nach der Devise „ohne Fleiß kein Preis". Wenn man ständig verbissen einem Ziel hinterherhechelt, erzeugt das sehr viel Stress.

Gönnen Sie sich mehr Leichtigkeit und Genuss und richten Sie Ihre Aufmerksamkeit auf ein entspanntes Tun im Hier und Jetzt. Sie können sich zwischendurch immer wieder fragen: Was tut mir jetzt gut? Die folgenden Erlauber können Sie bei Ihrem Vorhaben unterstützen:

Arbeit darf auch leicht und locker sein.

Der gute Weg ist das Ziel.

Ich darf mein Leben genießen.

Natürlich macht es Sinn, sich für Ziele einzusetzen und sich dafür anzustrengen. Es ist immer die Frage: Wo ist die Grenze? Wo ist es zuviel und schränkt meine Lebensqualität ein?

Nehmen Sie sich wichtig und finden Sie für sich die gute Balance.

Adieu Antreiber: Sei schnell / Beeil dich

Wenn Du in Eile bist, mach einen Umweg.

Aus Japan

Zu viele Termine, spät dran, zu viel hineingepackt in den Tag. Und dann hetzen viele von Termin zu Termin, treiben auch den Partner und die Kinder an – man will ja so viel unter einen Hut bringen.

Vielleicht können Sie ja einige Termine streichen und sich dann in einem angenehmeren Tempo ein leichteres Leben machen?

Die folgenden Erlauber können Sie dabei unterstützen:

Ich darf mir Zeit nehmen und Pausen machen.

Es darf auch länger dauern.

Ich mache es in meinem Tempo.

Und wie finden Sie nun Zeit für Entspannung?

Indem Sie sich einfach erlauben, sich Zeit für sich zu nehmen.

Sie können Aufgaben von der To-do-Liste auf die Was-Solls-Liste übertragen. Fragen Sie sich: Ist es wirklich wichtig? Könnte vielleicht auch jemand anderer die Aufgabe erledigen?

Und tragen Sie sich Ihre Phasen der Entspannung gleich in den Kalender ein.

Reservieren Sie sich täglich eine halbe Stunde für Ruhe, Entspannung und Ihr Mentaltraining. Dann sind Sie auf Ihr neues Nichtraucher-Leben bestens vorbereitet und Sie werden sich täglich freuen, dass Sie nicht mehr rauchen!

Die Kunst des Nichtwertens üben

Stress hängt immer damit zusammen, wie ich eine Situation bewerte. Ich kann eine Situation positiv, negativ oder neutral bewerten.

Wenn ich eine Situation positiv bewerte, werde ich eher in meiner Mitte sein und meine Gedanken und damit verbundenen Gefühle mit Zufriedenheit verbunden sein.

Negative Beurteilungen setzen ein Gedankenkarussell in Gang. „Das darf doch nicht wahr sein. Das ist so ungerecht. So ein Stress. Der ist blöd. Das ist eine Frechheit." Gedanken schwirren durch den Kopf, bewirken negative Gefühle wie Ärger, Wut und Frust und die Stresshormone machen sich auf den Weg, um den Körper für den Kampf mit dem Feind vorzubereiten.

Diese körperliche Reaktion aus der Steinzeit, als es wichtig war, mit dem Säbelzahntiger zu kämpfen, führt heutzutage dazu, dass die Stresshormone im Blut zirkulieren und nicht abgebaut werden können. Der Kampf findet nicht statt. Die Stresshormone zirkulieren weiter im Blut und belasten den Körper.

Daher ist es besonders für die Schreibtischtäter wichtig, Bewegung zu machen und einen Sport zu betreiben, der Spaß macht. Damit bauen wir die Stresshormone ab. Der Körper kommt wieder in Balance, und ein Wohlgefühl stellt sich ein.

Wir können aber auch eine neue Technik üben und damit im Vorfeld verhindern, dass dieser Aufschaukelungsprozess von negativen Bewertungen und negativen Gefühlen verbunden mit Stresshormonen überhaupt entsteht.

Diese Technik kenne ich aus einem Buch von Sabine Asgodom. Sie heißt: Die Kunst des Nichtwertens. Es geht dabei nicht darum, alles für gut zu heißen und immer ja und amen zu sagen, sondern die Situation neutral zu betrachten und damit in einem besseren Zustand zu bleiben, um so zu reagieren, wie wir es gerne möchten, ohne in die Wut- und Ärger-Falle zu tappen. Wir bleiben weiterhin in unserem Wohlfühlbereich. Es kommt zu keinen Stresshormonen und wir können souverän reagieren.

Üben Sie die Kunst des Nichtwertens einmal eine Woche lang und Sie werden bemerken, wie diese Herangehensweise den Alltag entspannt und Sie gelassener bleiben:

Die Übung geht so:

Beobachten Sie und schauen Sie was passiert, im Außen und in Ihnen drinnen. Beobachten Sie die Situation, die anderen, sich selbst, die Gedanken:

Statt: Das kann doch nicht wahr sein, das geht sich nicht aus. Beobachten. Die Situation als interessant betrachten. Ein Hilfsmittel kann sein, dass Sie sich sagen: Sehr interessant!

Wenn es viel zu tun gibt, kann ich wählen:

Sehr interessant! Und dann entscheiden:

Ich mache es, eines nach dem anderen. Ich muss mich nicht noch mit negativen Bewertungsgedanken wie „Das schaff ich ja doch nicht." „Das geht sich nicht aus." unter Druck setzen. Das führt dazu, dass wir es einfach tun, ohne dabei das Gedankenkarussell anzuheizen und Stresshormone zu produzieren.

Tu es einfach. Tu es einfach!

Oder ich wähle eine andere Reaktion, die in der Situation sinnvoll ist.

Dr. Petra Bock nennt es den „Bewertungs-Mindfuck“. Wir setzen uns und andere mit diesen Bewertungen unter Druck.

Wenn wir uns selber negativ bewerten mit Gedanken wie: „Bin ich blöd. Das hab ich wieder vermasselt.“ oder ähnlichem, wird das unsere innere Ruhe und unser Selbstwertgefühl stören.

Wenn wir andere ständig kritisieren, wird das zu Spannungen und Konflikten und keinen guten Beziehungen führen. Der Ton macht die Musik.

Deshalb kann diese Technik auch die Beziehungen zu anderen verbessern, wenn wir nicht mehr reflexartig ablehnend und negativ bewertend reagieren, sondern die Situation, den anderen und uns selbst mit Aufmerksamkeit beobachten.

Gute Beziehungen zu anderen sind das beste Schutzschild gegen Stress.

Eine Übung für Fortgeschrittene ist, Liebe mit einfließen zu lassen.

Sie können beim Beobachten, bei Ihrem „Sehr interessant“ auch Liebe mit einfließen lassen.

Das Gegenteil von Angst ist Liebe. Liebe ist eine heilende Emotion. Nicht von ungefähr ist die Aufforderung zur Liebe das oberste Gebot in den Religionen.

„Liebe deinen Nächsten, wie dich selbst.“ habe ich schon im Religionsunterricht gelernt. Wenn sich alle daran halten würden, gäbe es keine Feindschaften und keinen Krieg. Es wäre Frieden.

Ich habe es oft erlebt. Wie unangenehm ein Mitmensch auch agiert hat: Wenn ich ihn so sehe, wie er ist, ihn wertschätze und annehme wie er ist, ihn mit Wohlwollen betrachte, ohne ablehnend auf eine

„schwierige Persönlichkeit“ zu reagieren, dann gestalten sich Gespräche entspannter. Jeder darf so sein wie er ist. Take it easy!

Ja, es ist so wie es ist. Ich lehne die Situation, den anderen, mich selbst, die Umstände, das Wetter, nicht ab. Alles darf sein, wie es ist. Der Kampf bleibt aus. Das führt zu Entspannung und einem guten Lebensgefühl.

Wenn ich etwas ändern möchte, kann ich es tun, es ansprechen, Taten setzen.

Nur: Ich muss mich weder aufregen, noch ärgern, noch rauchen.

Ich kann atmen und in meiner Mitte bleiben, ja sagen: Es ist, was es ist. Wenn ich etwas ändern möchte, spreche ich es an, oder ich tu es einfach.

Eine weitere Übung für Fortgeschrittene ist, Humor mit einfließen lassen.

Lachen tut gut und bringt gute Gefühle. Stresshormone werden abgebaut. Humor ist ein Wundermittel. Es verbessert Beziehungen. Menschen, die miteinander lachen, sind zufriedener und können besser miteinander reden.

Humor lockert auf und macht vieles leichter. Damit meine ich natürlich nicht plumpe Witze, die andere verletzen. Die Situation muss passen, und ein gewisses Fingerspitzengefühl ist immer angebracht.

Diese Zugangsweisen verringern Anspannung und fördern Entspannung. Und das ist besonders wichtig bei der Raucherentwöhnung.

Zur Bewusstmachung des eigenen Rauchverhaltens ist die Technik ebenfalls bestens geeignet.

Ohne sich selbst zu bewerten oder gar zu verurteilen (jetzt rauchst du schon wieder, du wirst es nie schaffen) , können Sie in der Vorbereitung zur Raucherentwöhnung als ersten Schritt sich selbst beobachten, schauen, was ist, was passiert, in welchen Situationen Sie rauchen und sich dabei liebevoll annehmen.

Sehr interessant: „Die Zigarette zum Kaffee." Oder bewusst machen: „Eine schwierige Aufgabe. Ich rauche erst mal eine."

Atmen, hinspüren, nachspüren, Vorstellungen entwickeln, wie es anders sein könnte, was Sie anderes machen könnten, später dann. Am Freudentag, ab dem Sie nicht mehr rauchen.

Ein Hin und Her von Beobachten und einen neuen Handlungsplan entwickeln. Mit Humor und Liebe zu sich selbst.

Dabei können Sie das neue Drehbuch

für Ihr rauchfreies Leben entwickeln.

In aller Ruhe.

Die drei Arten von Angelegenheiten unterscheiden

Es macht Stress, wenn wir uns in Angelegenheiten einmischen, die uns nichts angehen oder die wir nicht beeinflussen können.

Byron Katie hat festgestellt: Es gibt drei Arten von Angelegenheiten.

Meine Angelegenheit, die Angelegenheit des anderen oder die Angelegenheit Gottes.

Wenn wir uns über etwas ärgern, ist es gut sich zu fragen, in welcher Angelegenheit wir uns gerade befinden und zu unterscheiden, welche Angelegenheit es ist. Und: Kann ich es beeinflussen?

Wenn mir jemand etwas sagt oder etwas von mir erwartet, ist es seine Angelegenheit.

Wenn es mir nicht gefällt, ist es meine Angelegenheit, wie ich darauf reagiere.

Wenn das Wetter schlecht ist, ist es die Angelegenheit Gottes. Es liegt nicht in unserem Bereich. Da hilft kein Ärgern. Wir können es nicht ändern.

Das heißt nun nicht, dass wir alles, was uns so zustößt einfach hinnehmen müssen. Nein. Aber wir entscheiden selbst, wie wir auf Tatsachen reagieren.

Als ich diese Zeilen schrieb, hatte ich Probleme mit einer Versicherung, die auf meine Emails nicht reagierte. Und ich habe mir gesagt: Es hat keinen Sinn, sich grün und blau zu ärgern. Wie die Versicherung agiert, ist ihre Sache.

Wie ich darauf reagiere, ist meine Angelegenheit. Ich habe verschiedene Möglichkeiten zu reagieren: Ich kann mir rechtliche Unterstützung organisieren oder mich in Geduld üben. Vielleicht kommt ja noch eine Reaktion.

Es bringt niemanden etwas, wenn ich mich ärgere. Ich schade nur mir selbst, weil bei der Ärger-Reaktion Stresshormone im Körper produziert werden, die dann im Blutkreislauf herumschwirren und schlechtes Befinden zur Folge haben. Was nicht gesund ist, besonders wenn man einer sitzenden Beschäftigung nachgeht. Stresshormone baut man am besten mit Bewegung ab, die einem Spaß macht.

Besser ist, den Ärger gar nicht erst entstehen zu lassen und sich nicht in negativen und verurteilenden Gedanken zu verlieren und die Kunst des Nichtwertens zu üben.

Manchmal tun wir der anderen Seite auch einfach nur unrecht, weil wir die andere Perspektive nicht kennen oder nicht wirklich verstehen.

Oder wir sind im Recht. Ärgern bringt trotzdem nichts. Tun ist die Devise. Das tun, was die Situation erfordert. Das sagen, was notwendig ist und gesagt werden muss. Möglichst sachlich. Ohne die Ärger-Gedanken zu nähren und ständig zu wiederholen.

Der Gedanke kann helfen, den Ärger auf einen Mitmenschen gering zu halten: „Der Friede sei mit dir." Verzeihen ist gut für uns selbst. Es ist es eine Einstellung, die heilsam ist.

Sie können Ihre eigenen Angelegenheiten steuern und gestalten, und sich überlegen wie Sie auf die Angelegenheiten der anderen oder Gottes reagieren.

Nutzen Sie die Kraft des Mentaltrainings

Mentaltraining eignet sich besonders gut, um sich die Raucherentwöhnung leichter zu machen. Das regelmäßige Trainieren ist jedoch wichtig, damit es gut klappt.

Eine Freundin sagte mir, sie wäre enttäuscht, weil in den Büchern über Rauchentwöhnung immer vorgegaukelt wird, dass es leicht wäre, sich das Rauchen abzugewöhnen. In Wirklichkeit hat sie es mit der Lektüre von Büchern doch nicht geschafft. Gleich am ersten rauchfreien Tag ist sie nach der Arbeit im Büro direkt in die Trafik marschiert und hat sich Zigaretten gekauft. Einfach so. Der Autopilot-Modus war stärker. Sie hatte noch keine neuen Bahnen für das rauchfreie Leben im Gehirn angelegt. Ihr Unterbewusstsein war noch im alten Modus unterwegs, der da lautete: Ich brauche jetzt Zigaretten.

Sie hatte zwar darüber gelesen, aber kein Mentaltraining gemacht.

Sehen Sie es sportlich: Auch ein Sportler muss trainieren, um gute Leistungen zu bringen und sein Ziel zu erreichen. Viele trainieren auch mental. Kein Sportler würde auf den Gedanken kommen, bei einer großen Herausforderung darauf zu vertrauen, dass es schon gut gehen wird, ohne intensiv sein Training zu absolvieren. Von Nichts kommt Nichts.

Das Mentaltraining zur Raucherentwöhnung ist angenehm. Sie müssen sich nicht ins Zeug legen und schwitzen. Nein, was Sie brauchen ist Zeit: regelmäßig Zeit für sich und Ihre Entspannung. Drei Wochen lang je eine halbe Stunde täglich. Dann haben Sie für die Gesundheit in Ihrem ganzen weiteren Leben einen guten Grundstein gelegt.

Der Geist muss auf das rauchfreie Leben vorbereitet sein. Ihr Unterbewusstsein weiß dann durch die regelmäßige Wiederholung der Visualisierung und der Affirmationen, wie Sie gut rauchfrei leben können. Und es kann alles so laufen, wie Sie es sich wünschen.

Die Vorstellungskraft trainieren

Probieren Sie es doch gleich einmal aus:

Setzen oder legen Sie sich bequem hin, schließen Sie die Augen und gehen Sie in Ihrer Vorstellung an einen wunderbaren Strand.

Es ist heiß. Sie spüren die angenehme Wärme der Sonne auf Ihrer Haut ... den heißen Sand unter Ihren Füßen. Sie gehen den Strand entlang ... hören das leise Rauschen der Wellen ... Sie sehen das Meer ... fliegende Möwen ... am Ende des Strandes eine Taverne ... Sie riechen die angenehme Meeresluft ... spüren eine leichte Brise, die sanft über Ihren Körper streicht ... Sie fühlen sich rundherum wohl ...

Sie können Ihre Vorstellung nun ausgestalten, so wie es Ihnen am besten gefällt. Nehmen Sie sich ausreichend Zeit, um das Erlebte in Ihrer Vorstellung zu genießen, so als wäre es jetzt gerade in Wirklichkeit.

Wie haben Sie sich dabei gefühlt? Sie können die Übung natürlich nach Ihren eigenen Vorlieben abwandeln und sich Ihren persönlichen Lieblingsort vorstellen. Sei es ein Wald, eine Wiese, ein wunderbarer Garten, was immer es auch sein mag. Wichtig ist, dass der Ort für Sie angenehm ist und Sie sich dort wohlfühlen.

Unser Gehirn nimmt klare Vorstellungsbilder, die wir ihm anbieten, als gegeben an. Es werden dieselben Reaktionen in Gang gesetzt wie bei einem Erleben in der Wirklichkeit.

Ich verwende diese Übung auch gerne beim Zahnarzt: Wenn ich im Zahnarztstuhl sitze, bin ich in Gedanken an einem Strand und genieße die Sonne und die Wärme.

Die Übung bewirkt, dass mir die Zahnbehandlung wenig ausmacht. Ich bin ja in meiner Vorstellung ganz woanders.

Deshalb verwenden viele Ärzte, besonders Zahnärzte, Hypnose, um die Patienten in einen entspannten Zustand zu versetzen. Besonders Angstpatienten sprechen darauf gut an.

Sie können das Mentaltraining als Selbsthypnose auch selber regelmäßig praktizieren. Ich kann Ihnen versichern, Ihr Lebensgefühl wird davon profitieren.

Die Visualisierung oder Filmmethode anwenden

Die Visualisierung oder Filmmethode ist die beste Methode zur Vorbereitung auf Ihr entspanntes und genussvolles Nichtraucher-Leben.

Es ist wichtig, dass Sie sich für Ihr Mentaltraining Zeit nehmen. Eine halbe Stunde pro Tag mindestens 3 Wochen lang, am besten zwei Wochen vor und eine Woche nach dem Rauchstopp sind empfehlenswert.

Das Unterbewusstsein braucht Zeit und Wiederholungen, damit die neuen Bilder des glücklichen rauchfreien Lebens im Unterbewusstsein verankert werden können.

Ziehen Sie sich zurück, schalten Sie Telefon und Handy aus und genießen Sie zuerst einfach die Ruhe.

Sie können sich auf Ihren Atem konzentrieren, sanft, tief und genussvoll atmen, beobachten wie die Luft ein- und ausströmt.

Wenn Gedanken kommen, können Sie sie wahrnehmen und weiterziehen lassen, wie die Wolken am Himmel. Die Gedanken sind nun vollkommen unwichtig.

Genießen Sie die Zeit für sich. Und nun können Sie sich vorstellen, es ist ein Wunder geschehen, so als wäre es bereits Wirklichkeit, und wählen Sie die schönsten Bilder, die Ihnen am besten gefallen – Sie sind bereits Nichtraucher – Nichtraucherin – und fühlen sich unglaublich wohl und strahlend.

Sie freuen sich, dass Sie nicht mehr rauchen.

Sie sehen den Film vor sich, den Film eines wunderbaren Tages im neuen Nichtraucher-Leben .... Was tun Sie alles ... in der Früh ... das Frühstück und danach ... Sie sagen sich: Ist das herrlich, ich muss nicht mehr rauchen. Wie geht der Tag weiter? Sie gehen in die Arbeit ... die Pause ganz gemütlich ohne Zigarette ... Sie sehen Ihr strahlendes Gesicht .... Weitere Szenen, die genauso verlaufen, wie Sie es sich wünschen ... Stellen Sie sich auch bewusst schwierige Situationen vor ... und wie Sie diese erfolgreich bewältigen... was hören Sie ... was sagen Sie ... Sie fühlen sich gut ... Und da sind Menschen, die Sie beglückwünschen ... und da sind Menschen, die rauchen ... es stört sie überhaupt nicht ... Sie haben weiterhin mit Ihnen guten Kontakt ... Wenn Sie Raucher sehen denken Sie ... danke, dass ich nicht mehr rauchen muss ... sie denken das ganz bewusst ... öfters am Tag ... Sie genießen wunderbare Tage ...

Vielleicht stoßen Sie bei der tiefen Entspannung auf Wünsche, was Sie statt dem Rauchen tun möchten.

Oder Sie überlegen es vorher im bewussten Zustand, welche Alternativen Sie sich zulegen möchten, welches neue Verhalten.

Vielleicht möchten Sie viel Wasser trinken. Das ist sicher eine gute Idee für Ihre Gesundheit. So werden die Giftstoffe rasch aus dem Körper geschwemmt .

Vielleicht möchten Sie Gemüse knabbern? Oder Obst essen? Wofür Sie sich auch entscheiden, wichtig ist, dass Sie sich dabei wohlfühlen, wobei zu viel Fettes und Süßes natürlich nicht zu empfehlen sind.

Diese Zeiten des entspannten Mentaltrainings tun vielen Menschen gut, egal ob Raucher oder Nichtraucher.

> Das Unterbewusstsein braucht Zeit, bis sich das neue Verhalten eingeprägt hat.

Es unterscheidet nicht, ob wir die Bilder in der Realität sehen oder in der Vorstellung. Die Wirkung auf das Gehirn ist die gleiche.

Auch Sportler schotten sich vor einem Wettkampf ab, um sich zu fokussieren.

Antje Heimsöth schreibt über den ehemaligen Skispringer Sven Hannawald, dass er seine „Kopfprobleme“ durch Konzentration auf das Wesentliche in den Griff bekam. Er hat bei oder vor den Wettkämpfen keine Gespräche mehr geführt und z.B. auch ignoriert, wenn Bekannte ihm zugewinkt haben. Er hat im Vorfeld oder hinterher erklärt, dass die Priorität der Wettkampf ist und alles andere ausgeschaltet wird. Denn am Ende zählt nur das Ergebnis.

Unsere Vorstellungen setzen innere Prozesse in Gang. Der Autopilot-Modus, in dem wir automatisch Zigaretten rauchen, kann so bewusst gemacht und unterbrochen werden. Neues Verhalten kann gelernt werden.

Mit der Visualisierung können wir vom Autopilot-Modus in den bewussten Pilot-Modus switchen.

Wir kommen vom automatischen Rauchen zu einem Verhalten, das wir selber wollen. Wir legen „das Rauchen müssen“ ab.

Auch zwischendurch können Sie in der Vorbereitung immer wieder in einer Pause in einem Tagtraum Ihr Bild von sich als NichtraucherIn imaginieren, immer verbunden mit dem Gefühl der Freude, dass Sie nicht mehr rauchen müssen.

Es hat sich bewährt, sich das gute Bewältigen von schwierigen Situationen, die neue Reaktion, und auch die guten Gefühle vorzustellen.

Wichtig ist auch, dass Sie ihre zielgerichteten Vorstellungsbilde

Die Vorstellung wirkt am besten, wenn sie alle Bereiche umfasst: Bilder, Gedanken, was Sie sagen, was die andern sagen, Ihr positives Selbstgespräch, Gefühle und Wohlbefinden, ja vielleicht sogar den Geschmack von gutem Essen, der Sie intensiv erleben.

Dr. med. univ. Katharina Schmid schreibt in ihrem Buch „Kopfsache gesund" (S 189); dass es wichtig ist, die vier Ps zu beachten: Zielbilder sollen präzise, positiv und im Präsens, also in der Gegenwart, formuliert und mit positiven Emotionen verbunden sein.

Tun Sie also in Ihrer Vorstellung so, als würden Sie schon jetzt das rauchfreie Leben genießen. Stellen Sie sich vor, als hätten Sie Ihr Ziel bereits erreicht.

Drehen Sie Ihren Wunschfilm im Kopf. Dann haben Sie eine gute Basis gelegt, dass der imaginierte Film Wirklichkeit wird und die Zigaretten bald der Vergangenheit angehören.

Sich eine Affirmation zurechtlegen

Die Affirmation ist eine positives Selbstgespräch, das Sie mit Worten in Ihrem Wollen unterstützt. Ein Satz, der für Sie genau passt und mit dem Sie sich wohlfühlen. Sie können sich diesen Heilsatz immer wieder vorsagen und ihn auch in ihre Visualisierung einbauen.

Wie könnte Ihr persönlicher Satz – oder Slogan - lauten?

Meine Affirmation war:

Gottseidank muss ich nicht mehr rauchen.

Weitere Vorschläge wären:

Ich bin so froh, dass ich nicht mehr rauchen muss.

Ja, ich kann es!

Yippie, ich rauche nicht mehr!

Yeah, yeah, yeah ... mit mir nicht mehr!

Danke ... ich möchte gesund bleiben.

Das wichtigste ist, dass sich der Satz für Sie persönlich stimmig anfühlt.

Bauen Sie am besten Ihre Affirmation schon in die Visualisierung ein.

Das hat sich als sehr wirkungsvoll erwiesen.

Wenn Sie es dann rauchfrei sind, jemand anderen rauchen sehen und sich denken: „Gottseidank muss ich nicht mehr rauchen.“, dann kennt Ihr Unterbewusstsein bereits die Situation von Ihrer Visualisierung. Der Satz stimmt mit der Visualisierung überein.

Dann kann die Situation genauso ablaufen wie Sie sie im Kopfkino visualisiert haben.

Sie können die Freude, dass Sie nicht mehr rauchen, die Sie mental vorauserlebt haben, in der Wirklichkeit erleben und genießen.

Machen Sie die 10 Schritte ins Nichtraucherleben

Schritt 1: Zeit zum Entspannen nehmen und liebevoll mit sich umgehen

Zuerst ist es wichtig, die Zeiten der Entspannung einzuplanen und in den Kalender einzutragen. Besprechen Sie es auch mit Ihrer Familie oder Mitbewohnern, damit nichts dazwischen kommt und allen klar ist, dass Ihre Zeit für sich selbst wichtig ist für Ihr Vorhaben.

Sie haben das Recht, sich an die erste Stelle zu setzen, besonders in der Zeit der Umstellung. Sie sind der Regisseur Ihres Lebens. Die Regie für Ihr Nichtraucherleben benötigt Vorbereitung.

Gönnen Sie sich also die Zeit für sich, schalten Sie alle Störungen wie das Handy aus und ziehen Sie sich in einen ruhigen Raum zurück.

Was ist Ihnen lieber? Liegen oder sitzen? Entscheiden Sie nach Ihren persönlichen Vorlieben.

Wenn Sie im Liegen immer gleich einschlafen, könnte es sein, dass Sie nicht auf Ihr notwendiges Schlafpension kommen und Sie sich mehr Schlaf gönnen sollten.

Nehmen Sie eine angenehme Position ein und beginnen Sie, langsam zu atmen, zur Ruhe zu kommen, den Atem zu spüren, die Gedanken zu beobachten und vorbeiziehen zu lassen. Vielleicht möchten Sie eine Hand auf den Bauch oder den Bereich des Solarplexus legen, und die andere Hand aufs Herz legen. Das beruhigt und fördert die Entspannung.

Alles darf sein wie es ist. Sie nehmen wahr, was passiert, was in Ihrem Körper vor sich geht. Vielleicht rührt sich ein Gluckern im Bauch. Das ist normal und zeigt, dass der Körper entspannt. Die Gedanken dürfen vorbeiziehen wie die Wolken am Himmel.

Wenn Sie mögen, können Sie Tagträumen und sich vorstellen, was Ihnen am besten gefällt. Vielleicht liegen Sie an einem Palmenstrand und spüren die Sommerhitze auf der Haut. Vielleicht spazieren Sie durch einen Wald und genießen die frische Luft.

Gönnen Sie sich Ihren persönlichen Wohlfühl-Tagtraum und schon sind Sie mitten drinnen in Ihrer Mentaltrainings-Übung. Sie haben die Lizenz zum Träumen. Sie brauchen überhaupt nichts zu tun, einfach daliegen oder sitzen, einfach Tagträumen.

Das ist eine gute Vorbereitung für alles Weitere. Sie bildet die Grundlage für Entspannung und Visualisierung.

Auch zwischendurch während des Tages können Sie Entspannungs-Pausen einlegen und ganz bewusst einige Minuten entspannen, beim Fenster rausschauen, dem Atem nachspüren, die Augen schließen, in den Körper hineinhorchen und hören, was die Seele braucht.

Gehen Sie in dieser Zeit liebevoll mit sich um, so wie ein guter Freund oder Ihr liebster Mensch mit Ihnen umgehen würde. Stellen Sie sich vor, Sie haben einen inneren Mentor, der Sie bei Ihrem Vorhaben unterstützt.

Schritt 2: Den Autopiloten abschalten und den Pilot-Modus einschalten

Rauchen ist ein automatisches Verhalten. Wir sind dabei im Autopilot-Modus – wie ein Flugzeug, das automatisch im voreingestellten Kurs fliegt. Aber vielleicht ist bildlich gesprochen das Ziel Amsterdam eingegeben, aber Sie möchten nach Rom und dort das Dolce Vita genießen. Um nun mehr Bewusstsein ins eigene Verhalten und Wollen zu bringen, ist es hilfreich, sich folgende Fragen zu stellen:

Wie kommen Sie nach Rom? Wie können Sie Ihren Kurs neu ausrichten? Wie möchten Sie Ihr rauchfreies Leben planen? Was wäre optimal und würde Sie begeistern? Und: Wie und wo in Rom finden Sie Ihr Dolce Vita?

Das Unterbewusstsein nimmt jeden klar gekennzeichneten Plan an.

Wenn Sie ein Haus bauen, benötigen Sie einen Plan. Sie achten darauf, dass er genau ausgeführt wird.

Wenn Sie eine Reise machen, wählen Sie ein Ziel, das Sie begeistert. Sie haben schöne Bilder gesehen von Orten, die Sie in Wirklichkeit erleben möchten. Sie buchen die Reise, bekommen die Reiseunterlagen zugesandt. Sie empfinden schon Vorfreude beim Gedanken daran. Sie planen im Voraus, mit wem Sie die Reise unternehmen, wann und wie Sie zum Flughafen fahren, was Sie mitnehmen, was Sie am Reiseziel unternehmen möchten. Vielleicht haben Sie es schon erfahren, dass Sie die Reise mehr genossen haben, wenn Sie gut vorbereitet waren. Wir sehen dann die Sehenswürdigkeiten, die wir bisher von Bildern kannten, in Wirklichkeit. Und sie sind genauso schön wie auf den Fotos.

Unsere Gedanken, Bilder und Vorstellungen prägen unser Leben. Wenn wir ein Verhalten ändern möchten, ist es wichtig, unsere Gedanken, Bilder und Vorstellungen auf das gewünschte Sein hin zu prägen und in unser Unterbewusstsein sinken zu lassen.

Das Unterbewusstsein unterscheidet nicht zwischen real und nicht real. Es nimmt jeden Gedanken und jedes klare Vorstellungsbild, den Film, den wir imaginieren, als wirklich auf.

Um eine neue Routine anzulegen, ist es wichtig, die Aufmerksamkeit mehrmals täglich auf die neuen positiven Gedanken und Vorstellungsbilder zu richten. Dann werden im Unterbewusstsein neue Bahnen für gesundes Verhalten angelegt.

Wenn negative Gedanken kommen, können wir uns diese bewusst machen. Wir müssen nicht jeden Gedanken glauben. Das Denken beruht auch auf einer Gewohnheit.

Der Gedanke „Ich schaffe es doch nicht, mit dem Rauchen aufzuhören.“, ist so ein Gewohnheits-Gedanke. Der erste Schritt ist den Gedanken wahrzunehmen und ihm etwas entgegenzusetzen. Sie müssen nicht jeden Gedanken glauben und können den inneren Saboteur in die Schranken oder in die Wüste schicken.

Sie brauchen einen klaren Plan und schöne Vorstellungsbilder, auch davon wie Sie mit den Hindernissen umgehen, für den neuen Tagesablauf. Positive Gefühle der Vorfreude unterstützen Sie dabei.

Freuen Sie sich auf das neue gesunde Leben. Empfinden Sie jetzt schon das Gefühl der Begeisterung bei der Vorstellung, wie Ihr innerer Film an Ihrem ersten rauchfreien Tag Wirklichkeit wird, wie wohl Sie sich dabei fühlen, wie Sie immer wieder Ihre Affirmation denken. Genießen Sie die schönen konkreten Bilder Ihres neuen Tagesablaufes. Sehen Sie in der Vorstellung schon jetzt alles vor sich, so wie Sie es sich wünschen, dass es sein soll.

In der Vorbereitung können Sie zwischendurch im Alltag das bewusste Bild, wie Sie in Kürze als Nichtraucher agieren, in der Vorstellung aufblitzen lassen: mit freien Händen, beschwingt, gut riechend, lächelnd oder mit einem breiten Grinsen ... so wie es Ihnen persönlich am besten gefällt.

Ein Slalomläufer, der in Vorbereitung auf den Wettkampf Mentaltraining macht, studiert genau den Hang und die Tore und berücksichtigt auch die Wetterverhältnisse. Er integriert die konkreten Bilder eines optimalen Rennens in sein Mentaltraining.

Es geht also um die Bilder des Handelns, des Tuns. Es genügt nicht, sich nur den Sieg vorzustellen.

Wenn man die Visualisierung nur auf das Durchfahren des Ziels richtet, den Applaus und die Siegesfeier, wird das Unterbewusstsein nicht wissen, wie es die Strecke bewältigen soll.

Bei der Raucherentwöhnung ist es wichtig, sich den ersten Tag des rauchfreien Lebens und wichtige Situationen danach in Bildern vorzustellen, und zwar vom Aufstehen bis zum Zubettgehen.

Wenn diese Bilder in unserem Geist verankert sind, weiß das Unterbewusstsein, was zu tun ist. Es kennt die Bilder schon, es ist ein neuer Weg im Geist angelegt.

Machen Sie schon in der Vorbereitung geistig eine Probefahrt im neuen Ich. Dann kann die richtige Fahrt zu einem reinen Vergnügen werden.

Wenn das Unterbewusstsein den Weg durch viele Wiederholungen der Visualisierung schon kennt, weiß es, wo es lang geht, und die Gefahr, dass die alte Raucher-Autobahn genommen wird, ist gebannt.

Schritt 3. Mental kontrastieren und neue Rituale gestalten

Machen Sie einen Handlungsplan auch für schwierige Situationen und Hindernisse. Überlegen Sie sich Belohnungen für sich selbst und freuen Sie sich darauf!

Die deutsche Psychologin Gabriele Oettingen hat die Methode des „mentalen Kontrastierens“ entwickelt.

Sie empfiehlt, sich ein Hindernis zu vorzustellen, das bei der Erreichung des Ziels im Wege steht. Dann visualisieren Sie weiter, was Sie tun, um das Hindernis zu überwinden. Dadurch bereiten Sie sich auf die Situationen vor und gewinnen an Handlungsmöglichkeiten und Selbstsicherheit.

Das heißt: wir sollten positiv denken, aber auch Hindernisse und Probleme und deren gute Bewältigung mental vorwegnehmen.

Ein gutes Beispiel sind Piloten und Chirurgen. Es ist wichtig, dass sie sich auf schwierige Umstände vorbereiten. Wenn sich der Chirurg nur blauäugig den dankbaren, geheilten Patienten vorstellen würde und nicht wüsste, was im Ernstfall zu tun ist, wäre es traurig. Oder der Pilot: wenn er nur von einer gemütlichen Landung träumt, und nicht die Handlungsanleitungen für schwierige Situationen kennt, wäre es für Passagiere und Besatzung ein gefährlicher Blindflug.

Wir sollten uns schon im Voraus überlegen, was wir tun, wenn etwas Ungeplantes oder Negatives geschieht.

Wir können planen, welche neuen Rituale wir uns aneignen, was wir am Morgen nach dem Frühstück machen, auf dem Weg zur Arbeit, wie wir die Pausen gestalten und wie wir reagieren, wenn wir gestresst sind und der Gedanke kommt „Jetzt mal eine rauchen.“

Wir stellen uns vor, wie wir uns bei einer Feier verhalten, wenn die anderen rauchen gehen. Oder wenn uns jemand eine Zigarette anbietet.

Auch Scheitern ist möglich und darf sein. Wenn es beim ersten Mal nicht klappt, kann man es weiter probieren. Wenn es beim 3. Mal klappt: auch gut. Wunderbar!

Schlimmer als das Scheitern ist die Angst davor. Je mehr wir Ängste, Sorgen und Zweifel wegdrängen und sie nicht wahrhaben wollen, desto stärker werden sie.

Wie können wir mit negativen Gefühlen umgehen?

Ich habe eine persönliche Geschichte dazu, wie ich es gelernt habe.

Ein Jahr, nachdem meine Mutter gestorben war, hatte ich plötzlich Angstzustände. Ich ging in Therapie zu einer Psychologin. Ich habe erzählt und erzählt und sie hat mir zugehört und nicht wirklich viel gesagt. Bis ich sie dann ungeduldig fragte: „Und, wie soll ich nun mit dieser Angst umgehen?“ Dann gab sie mir endlich die Antwort: Es geht darum, die Angst liebevoll anzunehmen, als Gefühl und als Botschaft, die uns etwas sagen will. Bei mir war es der Punkt, dass ich die Trauer um meine Mutter verdrängt hatte. In meiner analytischen Art habe ich gedacht: „Ich kann froh sein. Ich hatte so eine gute Mutter, und sie ist 79 Jahre alt geworden. Das ist ein schönes Alter.“ Ich habe so meine Trauer verdrängt, und diese Trauer hat sich dann in Form der Angst gezeigt.

Sobald ich die Angst und die Trauer liebevoll angenommen habe, sie nicht weggesperrt oder verdrängt und die Botschaft verstanden habe, sind die negativen Gefühle weniger geworden und dann ganz verschwunden.

Das Gegenteil von Angst ist Liebe, habe ich in meiner Mentaltrainer-Ausbildung gelernt. Wir können auch die Angst lieben. Trotz Angst voranschreiten.

Es gibt das Bibelzitat: „Nimm deine Bahre und geh.“, was für mich so viel heißt wie: „Was immer gerade los ist, egal ob du Angst hast oder andere Beschwerden. Nimm es an und geh deinen Weg.“

Wenn bei dieser Lebensumstellung nun unangenehme Gefühle auftauchen, ist es wichtig, liebevoll mit sich und seinen Gefühlen umzugehen. Sie dürfen da sein, haben eine Botschaft, die gehört werden möchte. Wenn man nicht weiter weiß, kann man sich professionelle Unterstützung gönnen oder es mit einer lieben Person besprechen.

Machen Sie sich keinen Druck. Es ist besser, den Weg entspannt zu gehen. Gönnen Sie sich Entspannung! Sie werden belohnt mit einem Mehr an Lebensqualität.

Planen Sie neue Rituale auch für Pausen und Belohnungen in Ihren neuen Tagesablauf ein.

Schritt 4: Den Freudentag festlegen und in den Kalender eintragen

Welcher Tag ist der richtige? Optimal ist es, wenn sie zwei Wochen vorher und eine Woche nachher Zeit haben für Entspannung und Visualisierung, weil Sie sich so besser vorbereiten können.

Bei mir war der Freudentag der 1. Jänner und es war der Tag in der Mitte meines zweiwöchigen Urlaubs. Es ist genauso gelaufen, wie ich es mir gewünscht und mir vorgestellt habe. Manche meinen, die Neujahrsvorsätze hätten keinen Sinn. Dem stimme ich nicht zu.

Es macht nachweislich Sinn, wenn man sich auf das Vorhaben gut vorbereitet, wie mein Beispiel zeigt.

Und die Eintragung in den Kalender könnten Sie, wenn Sie möchten, gleich mit einem schönen bildlichen Symbol verknüpfen, das Ihre Vorfreude auf den Tag ausdrückt.

Wie wär es mit einem Smiley? ☺

Schritt 5: Visualisieren und den neuen Film genießen

Ein Sprichwort sagt: Ein Bild sagt mehr als tausend Worte. William James, der Begründer der amerikanischen Psychologie, wies nachdrücklich darauf hin, dass das Unterbewusstsein jedes unbeirrt festgehaltene Vorstellungsbild verwirklicht. „Tue so, als ob ich bereits da wäre, und ich werde da sein.“

Tun Sie in Ihrer Vorstellung so, als ob Sie bereits rauchfrei wären und erleben Sie in Ihrer Vorstellung Ihre Probefahrt in Ihrem neuen rauchfreien Ich.

Nehmen Sie sich täglich cirka eine halbe Stunde Zeit dafür. Es lohnt sich!

Hier sind die 10 goldenen Regeln für Ihre Visualisierung:

1. Machen Sie die Visualisierung circa 21 Tage lang. 14 Tage vor Beginn des Rauchstopps, 7 Tage danach.
2. Legen oder setzen Sie sich bequem hin. Beobachten Sie Ihren Atem, wie er ein- und ausströmt. Wenn Gedanken kommen, lassen Sie sie ziehen, wie die Wolken am Himmel.
3. Beginnen Sie mit Tagträumen. Entspannen Sie mit schönen Bildern.
4. Stellen Sie sich vor, ein Wunder ist geschehen! Sie sind rauchfrei und Sie fühlen sich glücklich und stolz, dass Sie es geschafft haben!

5. Sehen Sie den Film Ihres rauchfreien Lebens vor sich, genauso wie es sein soll und wird.

6. Visualisieren Sie, wie Sie schwierige Situationen ohne Zigarette meistern.

7. Imaginieren Sie die Bilder und den Film von Ihrem neuen rauchfreien Tagesablauf in Ihrer Vorstellung als wäre es jetzt, in der Gegenwart!

8. Fühlen Sie in Ihrer Vorstellung die Freude, den Stolz, die Dankbarkeit, dass Sie es geschafft haben, als wäre es jetzt schon Wirklichkeit.

9. Stellen Sie sich vor, was Sie sagen und was die anderen sagen. Stellen Sie sich vor, dass Sie in den Situationen bewusst Ihre Affirmation denken, wie z.B. „Gottseidank muss ich nicht mehr rauchen.“

10. Stellen Sie sich vor, dass liebe Menschen Sie beglückwünschen und sich mit Ihnen freuen. So wird die Vorstellung noch realistischer.

So können Sie den Film Ihres neuen Nichtraucher-Lebens so richtig genießen.

Schritt 6: Ihre persönliche Affirmation finden und wiederholen

Eine Affirmation ist ein Satz, der das Vorhaben bekräftigt. Es ist ein vorformulierter, bewusster Gedanke, den Sie bereits in die Visualisierung einbauen können.

Sie stellen sich vor, wie Sie den Satz in konkreten Situationen, wie Pausen oder wenn Sie jemanden rauchen sehen, denken.

Meine Affirmation, die gut gewirkt hat, war: Gottseidank muss ich nicht mehr rauchen.

Gerne können Sie diesen Satz verwenden, oder sich einen anderen zurechtlegen, der für Sie stimmig ist und mit dem Sie sich gut fühlen:

Zum Beispiel:

Yippie, ich rauche nicht mehr!

Oder: Super, endlich bin ich rauchfrei!

Es ist gut, wenn dieser Satz Gefühle von Dankbarkeit, Freude und Begeisterung transportiert, was durch Worte wie Gottseidank, Yippie oder Super ausgedrückt wird.

Durch die oftmalige Wiederholung – im Vorfeld bei der Visualisierung und der Vorbereitung – wenn Sie zum Beispiel zwischendurch ganz bewusst denken: Gottseidank muss ich bald nicht mehr rauchen – wird die Aussage im Unterbewusstsein als Realität angelegt und verankert.

Schritt 7: Erst gackern, wenn das Ei gelegt ist.

Machen Sie im Vorfeld nicht zu viel Aufhebens um Ihre geplante Raucherentwöhnung. Warum? Es kann auch Menschen in Ihrem Umfeld geben, die es Ihnen nicht zutrauen, dass Sie es schaffen oder Angst haben, dass sie etwas verlieren, wenn Sie dann nicht mehr mit Ihnen gemeinsam rauchen.

Und diese negative Energie könnte das Vorhaben sabotieren.

Die engste Familie sollte natürlich Bescheid wissen und Ihre freie Zeitinsel, die Sie für das Mentaltraining verwenden, respektieren und unterstützen.

Mir ist die Geschichte zu Ohren gekommen, dass eine Frau viele Jahre stark geraucht und dann aufgehört hat, ohne den anderen etwas zu sagen. Und ihr Mann hat erst nach zwei Wochen bemerkt, dass sie rauchfrei ist....

Schritt 8: Sich selbst in der Zeit der Umstellung besonders verwöhnen

Machen Sie es sich schön! Achten Sie ganz bewusst auf Ihre Bedürfnisse und erfüllen Sie sich Ihre Wünsche.

Gehen Sie liebevoll mit sich um, genauso, wie Sie mit einem lieben Menschen umgehen würden, der Ihnen sehr am Herzen liegt.

Schritt 9: Aktivitäten planen, die Spaß machen

Vielleicht möchten Sie einen Ausflug machen, etwas Neues ausprobieren, in einem Chor singen, eine neue Sportart betreiben oder ein Hobby wieder aufleben lassen, das Ihnen früher Spaß gemacht hat.

Bringen Sie ein neues positives Element in Ihr Leben und die Freude wird sich verstärken. Machen Sie sich auch einen Plan für die erste Woche, was Sie tun möchten, worauf Sie sich freuen können.

Schritt 10: Genießen, wie die Visualisierung Wirklichkeit wird

So, nun ist es so weit. Der Tag ist da, auf den Sie sich mit dem Mentaltraining vorbereitet haben.

Sie haben Ihren Handlungsplan für die ersten Tage. Sie können es nun genauso erleben, wie Sie es in Ihrem Kopfkino schon gesehen haben. Der Film wird Wirklichkeit.

Sie leben so, wie Sie es sich vorgestellt haben. Sie spüren die Freude, dass es wirklich so ist. Sie denken Ihre Affirmation, die Sie sich zurechtgelegt haben. Und Sie gehen gut mit sich um.

Sie machen Pausen, die Ihnen gut tun. Sie achten auf Ihre Bedürfnisse und machen sich einen schönen Tag, im Rahmen Ihrer Möglichkeiten. Optimal, wenn Sie Urlaub haben und Sie Ihrer Lieblingsbeschäftigung nachgehen können.

Sie haben sich entschieden, ein gesundes Leben zu führen. Gratulation!

Richten Sie Ihre Aufmerksamkeit auf positive Gedanken, schöne Erlebnisse, Unternehmungen, die guten Gefühle von Stolz, Dankbarkeit und Freude.

Lenken Sie sich ab mit dem, was Ihnen Freude macht. Machen Sie Sport, gehen Sie in eine Ausstellung, ins Thermalbad, schön essen.

Tipps zum Abschluss

In den ersten rauchfreien Tagen rate ich Ihnen davon ab, Alkohol zu konsumieren. Die Gefahr dabei ist, dass unter Alkoholeinfluss die Hemmschwelle niedriger ist und das Risiko eines Rückfalls steigt, wenn Sie sich sagen: Ich habe zum Wein oder Bier immer eine geraucht. Das wird schon nicht schaden.

Das ist falsch! Das schadet definitiv!

Sobald Sie eine einzige Zigarette rauchen, sind Sie wieder im alten Rauchverhalten drinnen.

Daher ist die wichtigste Regel:

Sie dürfen die eine Zigarette nicht rauchen.

Sonst sitzen Sie wieder in der Raucherfalle.

Also ist es besser, in den ersten Tagen der Umstellung auf Alkohol zu verzichten, bis das neue Verhalten fest verankert ist.

Sie werden vielleicht in der Nacht träumen, dass Sie rauchen. Mir ist es so gegangen. Ich habe noch jahrelang nächstens im Traum geraucht. Beim Aufwachen war ich sehr froh, dass es nur ein Traum war und nicht Wirklichkeit.

Trinken Sie viel Wasser oder Tee!

Viele haben keinerlei Entzugserscheinungen. Trotzdem kann ich empfehlen, viel Wasser oder Tee zu trinken. Es werden so Giftstoffe ausgeschwemmt. Es ist gut für den Stoffwechsel. Sie fühlen sich vitaler!

Schlafen Sie ausreichend!

Wir brauchen den Schlaf, um zu regenerieren, Stress abzubauen und auch damit das Unterbewusstsein das neue Verhalten verarbeiten kann. Gönnen Sie sich so viel Schlaf, wie Ihnen gut tut.

Studien der Psychologin Kelly Mc Gonigal aus den USA haben ergeben, dass die Willensstärke dadurch erhöht werden kann, dass wir in der Nacht länger schlafen.

Belohnen Sie sich!

Belohnen Sie sich mit dem, was Ihnen gut tut: nette Aktivitäten, gutes Essen, Lächeln, Sport, mit positiven Gedanken bewusster Dankbarkeit, dass Sie es geschafft haben.

Positive Gedanken bringen positive Gefühle und umgekehrt.

Üben Sie Gedankenhygiene. Sollte ein negativer Gedanke kommen, sagen Sie bewusst STOPP. Sie wissen ja: Sie müssen nicht jeden Gedanken glauben.

Die Energie folgt der Aufmerksamkeit.

Richten Sie Ihre Aufmerksamkeit auf Schönes und Angenehmes. Das wird Ihnen gut tun!

Vitamin D

Dr. med. Raimund von Helden empfiehlt in seinem Buch „Gesund in sieben Tagen, Erfolge mit der Vitamin-D-Therapie“, die Beendigung des Rauchens mit einer Vitamin-D-Behandlung zu verbinden. Nach seiner Erfahrung erhöht sich dadurch die Wahrscheinlichkeit der rückfallfreien Entwöhnung erheblich. Am besten, Sie lassen im Rahmen einer Blutuntersuchung Ihren Vitamin D-Spiegel bestimmen und besprechen eine Vitamin-D-Einnahme mit Ihrem Arzt.

Eine Kurärztin hat mir einmal gesagt: „Die Leute schleppen sich durch den Winter. Es würde ihnen besser gehen, wenn sie Vitamin D nehmen würden. Ich bin auch von der Vitamin-D-Fraktion.“

Bei Vitamin D gibt es zwei Lager: jene, die für eine hohe Einnahme plädieren, und jene, die „den Vitamin-D-Hype“ für überzogen halten.

Es gibt Menschen, die eindeutig zu wenig Vitamin D im Blut haben. Daher macht es Sinn, mit einem Arzt das Thema zu besprechen.

Zum Abschluss

Das Wetter ist heute , an einem Februar-Tag, an dem ich diese Zeilen schreibe, herrlich. Die Sonne scheint. Ein Tag, der den Frühling bereits erahnen lässt, obwohl die Schneeglöckchen noch auf sich warten lassen.

Ich komme von einer Walking-Runde in der Lobau, das ist ein wunderschönes Naturschutzgebiet am Rande von Wien. Dabei habe ich beschlossen, nun die letzten Sätze zum Abschluss zu schreiben.

Alle freuen sich schon auf den Frühling, wenn es dauerhaft wärmer wird und wir mehr Sonnenstrahlen genießen können.

Die Vorfreude! Bald ist es soweit! Wir haben die Bilder des Frühlings im Kopf. Wir wissen, wie wunderschön er ist.

Ich hoffe, ich konnte für Sie das Fenster öffnen für Ihr rauchfreies Leben, das so schön wie ein ewiger Frühling sein kann. Es ist möglich! Sie schaffen es!

Ich wünsche Ihnen, dass Sie sich Zeit für sich nehmen, auf Ihre Bedürfnisse achten und Ihr rauchfreies Leben so richtig genießen!

Dann können Sie endgültig sagen:

Adieu, Zigarette, es war ja manchmal schön mit dir, aber du tust mir nicht gut, daher:

Nie wieder! Adieu für immer.

Achte auf deine Gedanken,

denn sie werden Worte.

Achte auf deine Worte,

denn sie werden Handlungen.

Achte auf deine Handlungen,

denn sie werden deine Gewohnheiten.

Achte auf deine Gewohnheiten,

denn sie werden dein Charakter.

Achte auf deinen Charakter,

denn er wird dein Schicksal.

Lao Tse

Literatur

Asgodom, Sabine: So coache ich. 25 überraschende Impulse, mit denen Sie erfolgreicher werden. Kösel Verlag, 2012.

Bock, Petra: Mindfuck. Warum wir uns selbst sabotieren und was wir dagegen tun können. Verlag Knaur HC 2011.

Boerner, Moritz: Byron Katies The Work. 1999 Wilhelm Goldmann Verlag. 2013 Rudolf Boerner Verlag.

Brown, Brené: Die Gaben der Unvollkommenheit. Lass los, was du glaubst, sein zu müssen und umarme, was du bist. J. Kamphausen Mediengruppe GmbH 4. Auflage 2015.

Brown, Brené: Verletzlichkeit macht stark. Wie wir unsere Schutzmechanismen aufgeben und innerlich reich werden. Kailash Verlag in der Verlagsgruppe Random House GmbH 2012.

Heimsoeth, Antje: Mentale Stärke. Was wir von Spitzensportlern lernen können. Verlag C. H. Beck oHG, 2017.

Kaltwasser, Vera: Mit Achtsamkeit zum Nichtrauchen. Der sanfte Weg zum Erfolg. Beltz Verlag 2013.

Obermayer, Pamela und Täuber, Marcus: Gewinner grübeln nicht. Richtiges Denken als Schlüssel zum Erfolg. Goldegg Verlag GmbH 2016.

Murphy, Joseph.: Die Macht Ihres Unterbewusstseins. Ariston Verlag, 2005 mit Vorwort von Vera F. Birkenbihl.

Schmid, Katharina: Kopfsache gesund. Die Wissenschaft entdeckt die Heilkraft der Gedanken. Edition a Wien 2019.

Schonert-Hirz, Sabine: Energy. Alles wollen, alles können, alles schaffen. Gräfe und Unzer Verlag GmbH, 2002.

Die Internet-Quelle über die Bedeutung von Stille mit Hinweis auf die Studie von 2006: https://mymonk.de/wichtige-stille/ (25.2.2019).